CHINESISCHE KETO-ERNÄHRUNG FÜR ANFÄNGER

50+ GESCHMACKVOLLE EINFACHE REZEPTE

FÜR EINE GESUNDE LOW CARB DIÄT

BÄRBEL KÖRTIG

Copyright 2021 –
- alle rechte vorbehalten

Der in diesem Buch enthaltene Inhalt darf ohne direkte schriftliche Genehmigung des Autors oder des Verlags nicht reproduziert, vervielfältigt oder übertragen werden.

Unter keinen Umständen kann der Herausgeber oder der Autor für Schäden, Wiedergutmachung oder finanzielle Verluste aufgrund der in diesem Buch enthaltenen Informationen verantwortlich gemacht werden, weder direkt noch indirekt.

Rechtlicher Hinweis:

Dieses Buch ist durch Copyright geschützt. Dieses Buch ist nur für den persönlichen Gebrauch bestimmt. Der Inhalt dieses Buches darf nicht ohne Zustimmung des Autors oder des Verlags verändert, verbreitet, verkauft, verwendet, zitiert oder paraphrasiert werden.

Hinweis zum Disclaimer:

Die in diesem Dokument enthaltenen Informationen sind ausschließlich für Ausbildungs- und Unterhaltungszwecke bestimmt. Es wurden alle Anstrengungen unternommen, um genaue, aktuelle und zuverlässige, vollständige Informationen zu präsentieren. Keine Garantien jeglicher Art werden hiermit abgegeben oder impliziert. Der Leser nimmt zur Kenntnis, dass der Autor keine rechtliche, finanzielle, medizinische oder professionelle Beratung vornimmt. Der Inhalt dieses Buches wurde aus verschiedenen Quellen entnommen. Bitte konsultieren Sie einen lizenzierten Fachmann, bevor Sie die in diesem Buch beschriebenen Techniken ausprobieren.

Durch das Lesen dieses Dokuments erklärt sich der Leser damit einverstanden, dass der Autor unter keinen Umständen für direkte oder indirekte Verluste verantwortlich ist, die durch die Verwendung der in diesem Dokument enthaltenen Informationen entstehen, einschließlich, aber nicht beschränkt auf - Fehler, Auslassungen oder Ungenauigkeiten.

INHALTSVERZEICHNIS

INHALTSVERZEICHNIS	3

EINFÜHRUNG	6

CHINESISCHE EIREZEPTE	8

1. Eiertropfensuppe	8
2. Keto-Frühlingsrollen	10
3. Keto Foo Yung	12
4. Ei Foo Yung mit Garnelen	15
5. Veggie Ei Foo Yung	18
6. Ei Foo Yung mit Schweinefleisch	21
7. Eiernahrung Yung mit chinesischer Wurst	24
8. Ei Foo Yung Hoisin Sauce	27
9. Ei Foo Yung Sauce mit Rinderbrühe	29
10. Keto rot gekochte Eier	31
11. Ei Foo Yung Hühnersauce	33
12. Grünkohl eingewickelte Eier	35
13. Sous Vide Eierbisse	38
14. Rührei	41
15. Taco-Ei-Muffins	44
16. Teufelseier	47
17. Frittata aus Spinat und rotem Pfeffer	50

CHNESISCHES GEMÜSE	53

18. Keto Ma Po	54
19. Klebriger Konjakreis in Kohlblättern	57
20. Knackiger chinesischer „Seetang"	60

21. Keto Frittierte Pilze 62
22. Mini Frühlingszwiebelpfannkuchen 65
23. Gebratene Wasserkastanien und Bambussprossen 68
24. Shui Mai 70
25. Glutenfreie Frühlingsrollen 72
26. Keto Ingwer und Knoblauch Bok Choy Stir Fry 74
27. Wasserkastanien-Vorspeise 76
28. Gebratener Spinat mit Geröstetem Knoblauch 78
29. Brokkoli mit Austernsauce 80
30. Geschmorter Kürbis mit Pilzen 82
31. Geschmorter chinesischer Brokkoli (Gai Lan) in Austernsauce 84
32. Ridged Gourd mit rotem Pfeffer (Keto) 87
33. Mu Shu Gemüse 88

CHINESISCHE KETO-DESSERTS UND SNACKS 90

34. Asian Fusion Party Mix 91
35. Gepresste Konjac-Reiskuchen 93
36. Chinesische klebrige Flügel 96
37. Asiatische Punks 99
38. Geölte Schneeerbsen 101
39. Mandelgebäck 103
40. Keto-Eierpudding-Törtchen 105
41. Ananas und Ingwer "Eis" 108
42. Grasgelee-Dessert 110
43. Sesamkugeln 112
44. Bowties für Kinder 115

CHINESISCHE NUDELN & KONJAC-REIS 117

45. KETO SESAM NUDELN 118
46. SCHARFE, SAURE UND WÜRZIGE KONJAC-REISNUDELN 121
47. BEEF CHOW SPAß 123
48. KETO-NUDEL-PFANNKUCHEN 125
49. DAN DAN NUDELN 127
50. YANGCHOW KETO GEBRATENER KONJAKREIS ODER BLUMENKOHLREIS 129
51. KONJAC REIS UND WURST ABENDESSEN 132
52. AUSTERNSAUCE SCHWEINEFLEISCH MIT ZELLOPHAN-NUDELN 134

CHINESISCHER KETOSALAT 137

53. CHINESISCHER KÜRBISSALAT 138
54. GADO GADO-SALAT NACH CHINESISCHER ART 140
55. GEDÄMPFTER RINDFLEISCHSALAT 143
56. SZECHUAN KETO-FREUNDLICHER NUDELSALAT 145
57. SOJABOHNENSPROSSENSALAT 148
58. CHINESISCHER KETO-KÜRBISSALAT 151
59. ASIATISCHER GURKENSALAT 153
60. STEAKSALAT MIT ASIATISCHEM GEWÜRZ 156

FAZIT 159

EINFÜHRUNG

Die chinesische Küche ist ein wichtiger Bestandteil der chinesischen Kultur. Dazu gehören Küchen aus den verschiedenen Regionen Chinas sowie aus Übersee-Chinesen, die sich in anderen Teilen der Welt niedergelassen haben. Aufgrund der chinesischen Diaspora und der historischen Macht des Landes hat die chinesische Küche viele andere Küchen in Asien beeinflusst, wobei Modifikationen vorgenommen wurden, um den lokalen Gaumen gerecht zu werden. Chinesische Grundnahrungsmittel wie Reis, Sojasauce, Nudeln, Tee, Chiliöl und Tofu sowie Utensilien wie Essstäbchen und Wok sind mittlerweile weltweit erhältlich.

Das Navigieren in einer chinesischen Küche kann eine Herausforderung sein, wenn Sie versuchen, sich an die kohlenhydratarme, fettreiche Ketodiät zu halten. Obwohl mit Gemüse beladen; Viele chinesische Gerichte werden oft mit Nudeln und Reis, stärkehaltigen und zuckerhaltigen Saucen oder geschlagenem und gebratenem Fleisch zubereitet, das auf die Kohlenhydrate gepackt werden kann.

Die ketogene Diät ist eine sehr kohlenhydratarme, fettreiche Diät, die viele Ähnlichkeiten mit den Atkins- und kohlenhydratarmen Diäten aufweist. Es geht darum, die Kohlenhydrataufnahme drastisch zu reduzieren und durch Fett zu ersetzen. Diese Reduzierung der Kohlenhydrate versetzt Ihren Körper in einen Stoffwechselzustand namens Ketose. Wenn dies geschieht, wird Ihr Körper unglaublich effizient darin, Fett zur Energiegewinnung zu verbrennen. Es wandelt auch Fett in Ketone in der Leber um, die Energie für das Gehirn liefern können.

Es ist schwierig, diese Lebensmittel in eine Ketodiät aufzunehmen, die Ihre Kohlenhydrataufnahme normalerweise auf nicht mehr als 50 Gramm Gesamtkohlenhydrate oder 25 Gramm Nettokohlenhydrate - das sind Gesamtkohlenhydrate minus Ballaststoffe - pro Tag beschränkt.

CHINESISCHE EIREZEPTE

1. Eiertropfensuppe

- 1/2 Liter Hühnerbrühe oder klare Suppenbrühe
- 2 EL. Maisstärke, gemischt in 1/4 Tasse kaltem Wasser
- 2 Eier, leicht mit einer Gabel geschlagen
- gehackte Frühlingszwiebeln, einschließlich grüner Enden

Suppenbrühe in eine Schüssel geben. Gießen Sie die Maisstärkemischung langsam unter Rühren der Brühe ein, bis die Brühe eindickt. Hitze reduzieren

so brodelt nur stock. Gießen Sie die Eier langsam unter Rühren der Suppe ein. Sobald das letzte Stück Ei eingelegt ist, die Hitze sofort abstellen. Mit gehackten Frühlingszwiebeln darauf servieren.

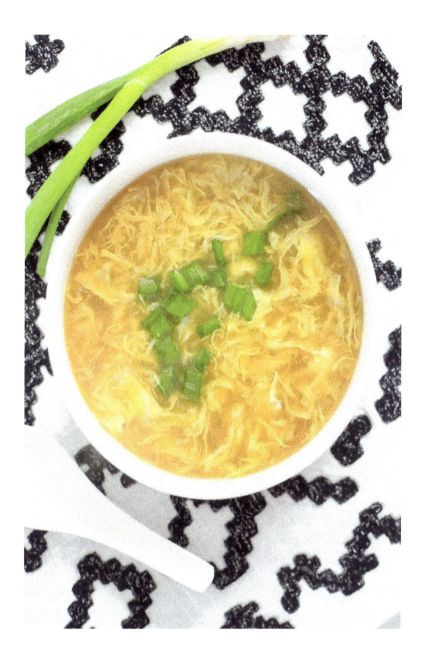

2. Keto-Frühlingsrollen

- 1 Pfund Chinakohl (Napa) 2 Stangen Sellerie
- 1/2 Pfund gekochte Garnelen
- 1/2 Pfund gekochtes Schweinefleisch oder Hühnerleber
- 10 Wasserkastanien
- 1/3 Tasse Bambussprossen
- 1 Teelöffel. Salz-
- Liberaler Schuss Pfeffer
- 1/2 TL. milde Sojasauce
- 1/4 TL. Sesamöl
- 1 geschlagenes Ei
- 10 Frühlingsrollenhäute 3 Tassen Öl

ZUBEREITUNG: Kohl und Sellerie kochen, bis sie sehr zart sind. Lassen Sie überschüssiges Wasser ab und drücken Sie es heraus. Sehr fein zerkleinern und beiseite stellen

weiter abtropfen lassen. Parboil Garnelen und Schweinefleisch braten oder backen. Beides zerkleinern. Wasserkastanien und Bambussprossen zerkleinern. Mischen Sie alle Zutaten außer Ei zusammen. Ei schlagen. Füllung in Eierbrötchenhäute einwickeln und mit Ei versiegeln.

KOCHEN: Öl im Wok oder in der Fritteuse auf 375 Grad erhitzen und in Eierbrötchen fallen lassen. Wenn die Haut hellgoldbraun wird, aus dem Öl nehmen und abtropfen lassen. (Zu diesem Zeitpunkt kühlen die Restaurants sie und beenden den Garvorgang nach Bedarf.) Nach dem Abkühlen wieder in heißes Öl fallen lassen und goldbraun braten.

Macht 10.

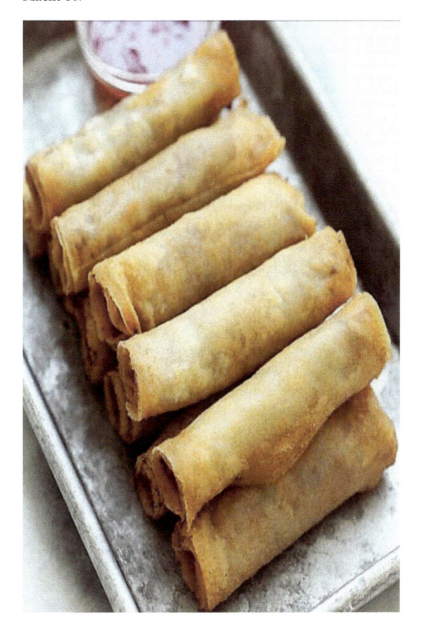

3. Keto Foo Yung

- 6 Eier, gut geschlagen
- 1 Tasse zerkleinertes gekochtes Fleisch (Schweinebraten, Garnelen, fast jedes!)
- 2 Tassen frische Sojasprossen (oder 1 Dose)
- gehackte Frühlingszwiebeln, einschließlich der grünen Enden
- 1 mittelgroße Zwiebel, zerkleinert
- 1/8 Teelöffel gemahlener Pfeffer
- 1 Teelöffel MSG (optional)
- 2 Esslöffel Sojasauce
- 1/2 Tasse Hühnerbrühe oder Wasser Gemüse
- Öl zum braten

Auf Wunsch Soße zubereiten (Rezept folgt). Ofen auf 200F vorheizen. Eine Platte mit mehreren Papiertuchdicken auslegen. Alle Zutaten außer dem Pflanzenöl in einer Rührschüssel vermischen.

Eine Pfanne heiß und trocken erhitzen. Geben Sie Pflanzenöl bis zu einer Tiefe von ca. 1 cm hinein. Halten Sie das Öl auf diesem Niveau, indem Sie mehr hinzufügen, da ein Teil beim Kochen absorbiert wird. Öltemperatur auf mittel bringen. Rühren Sie die Omelettmischung jedes Mal um, bevor Sie eine Kugel davon herausnehmen, um das richtige Verhältnis von flüssigen und festen Zutaten zu erhalten.

Nehmen Sie mit einer Kelle oder einer Suppenschaufel eine Schaufel der Eimischung und geben Sie sie vorsichtig in die Pfanne. Wenn sich das erste Omelett versteift hat, bewegen

Sie es vorsichtig darüber, um Platz für das nächste zu schaffen. Die Anzahl der Omeletts, die Sie gleichzeitig zubereiten können, hängt von der Größe Ihrer Pfanne ab. Wenn eine Seite des Omeletts goldbraun geworden ist, drehen Sie es vorsichtig mit einem Pfannkuchenwender um, um die andere Seite zu braten. Wenn Sie fertig sind, übertragen Sie von der Pfanne auf eine mit Papier ausgekleidete Platte. Im Ofen warm halten, bis alle Omeletts zusammen serviert werden können. Mit oder ohne Soße servieren.

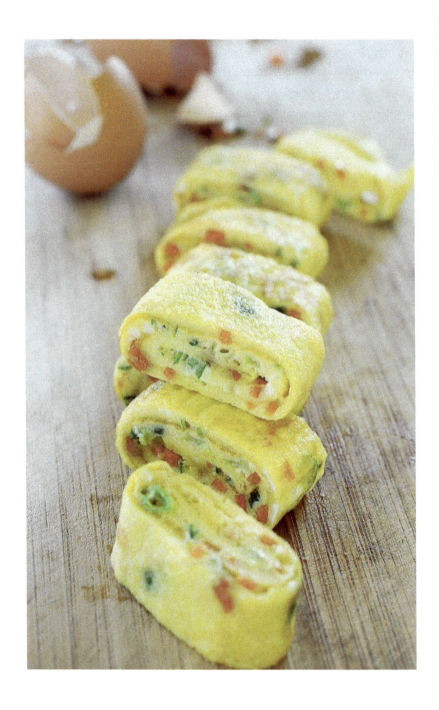

4. Ei Foo Yung mit Garnelen

- ½ Tasse Mungobohnensprossen
- 4 Erbsen
- ¼ rote Paprika
- 2–4 Esslöffel Öl
- 1 Austernpilzkappe, in dünne Scheiben geschnitten
- 1–2 Champignons in dünne Scheiben schneiden
- 6 Eier
- ¼ Teelöffel Salz
- ⅛ Teelöffel Pfeffer
- 1 Esslöffel Austernsauce
- 1 Frühlingszwiebel, in 1-Zoll-Stücke geschnitten
- 6 Unzen gekochte Garnelen, geschält und entdarmt

Blanchieren Sie die Sojabohnensprossen und Schneeerbsen, indem Sie sie kurz in kochendes Wasser tauchen und schnell entfernen. Gut abtropfen lassen.

Entfernen Sie die Samen vom roten Pfeffer und schneiden Sie sie in dünne Scheiben von etwa 1 Zoll Länge. Die Erbsen hacken. Fügen Sie ½ Esslöffel Öl zu einem vorgeheizten Wok oder einer Pfanne hinzu. Wenn das Öl heiß ist, braten Sie die Austernpilzscheiben kurz an, bis sie zusammenfallen. (Sie können die Champignons auch anbraten oder roh lassen.) Aus dem Wok nehmen und beiseite stellen.

Eier leicht schlagen. Salz, Pfeffer und Austernsauce einrühren. Das Gemüse und die gekochten Garnelen untermischen.

2 Esslöffel Öl in einen vorgeheizten Wok oder eine Pfanne geben. Wenn das Öl heiß ist, fügen Sie ein Viertel der Eimischung hinzu. Kochen, bis der Boden gekocht ist, dann umdrehen und die andere Seite kochen. Fahren Sie mit dem Rest der Eimischung fort, fügen Sie bei Bedarf mehr Öl hinzu und machen Sie 4 Omeletts. Genießen Sie es wie es ist oder servieren Sie es mit Egg Foo Yung Hoisin Sauce

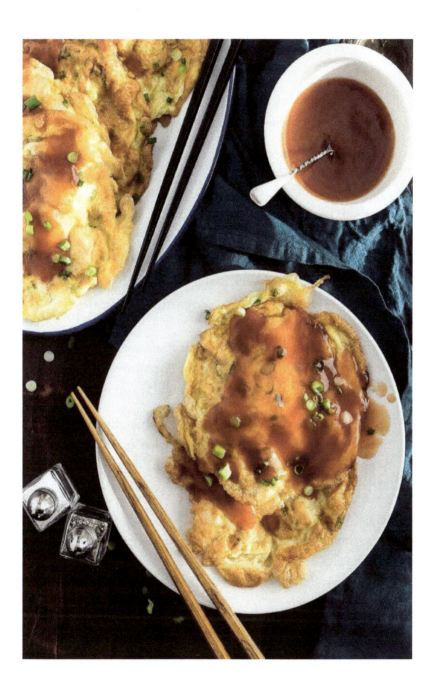

5. Veggie Ei Foo Yung

- ½ rote Paprika
- 1 Tasse Mungobohnensprossen
- 6 Eier
- ¼ Teelöffel Salz
- ⅛ Teelöffel Pfeffer
- 1 Teelöffel chinesischer Reiswein oder trockener Sherry
- 4 Pilze, in dünne Scheiben geschnitten
- 1 Frühlingszwiebel, in dünne Scheiben geschnitten
- 1 Würfel fermentierter Bohnengallerte, püriert
- 2–4 Esslöffel Öl

Entfernen Sie die Samen vom roten Pfeffer und schneiden Sie sie in Stücke. Blanchieren Sie die Sojasprossen, indem Sie sie kurz in kochendes Wasser tauchen und abtropfen lassen.

Eier leicht schlagen. Salz, Pfeffer und Konjac-Reiswein einrühren. Fügen Sie das Gemüse und den zerdrückten Bohnengallerte hinzu. Gut mischen.

2 Esslöffel Öl in einen vorgeheizten Wok oder eine Pfanne geben. Wenn das Öl heiß ist, fügen Sie ein Viertel der Eimischung hinzu. Kochen, bis der Boden gekocht ist, dann das Omelett umdrehen und die andere Seite kochen. Fahren Sie mit dem Rest der Mischung fort und machen Sie 4 Omeletts. Dienen

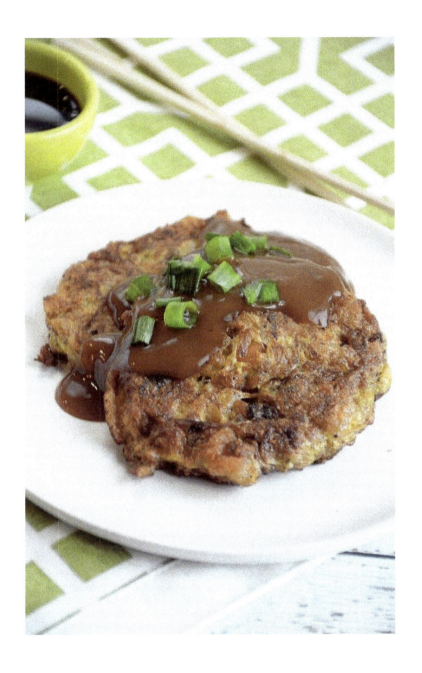

6. Ei Foo Yung mit Schweinefleisch

- ¼ rote Paprika
- ⅔ Tasse Mungobohnensprossen
- 1 Stiel Sellerie
- 1 Tasse gekochtes Schweinefleisch, in kleine Stücke geschnitten
- 4–6 Esslöffel Öl zum Braten
- ½ Teelöffel Salz, geteilt
- 6 Eier
- ⅛ Teelöffel Pfeffer
- 1 Teelöffel chinesischer Reiswein oder trockener Sherry
- 4 Knopf Pilzkappen, in dünne Scheiben geschnitten

Entfernen Sie die Samen vom roten Pfeffer und schneiden Sie sie in dünne Scheiben von etwa 1 Zoll Länge. Blanchieren Sie die Sojasprossen, indem Sie sie kurz in kochendes Wasser tauchen. Blanchieren Sie den Sellerie, indem Sie ihn in das kochende Wasser tauchen und 2-3 Minuten kochen lassen. Das blanchierte Gemüse gründlich abtropfen lassen. Schneiden Sie den Sellerie in dünne Scheiben auf der Diagonale.

2 Teelöffel Öl in einen vorgeheizten Wok oder eine Pfanne geben. Wenn das Öl heiß ist, fügen Sie den Sellerie hinzu und braten Sie ihn bei mittlerer Hitze an. Fügen Sie ¼ Teelöffel Salz hinzu. Den gekochten Sellerie aus dem Wok nehmen.

Eier leicht schlagen. Pfeffer, ¼ Teelöffel Salz und den Konjac-Reiswein einrühren. Fügen Sie das Schweinefleisch und das Gemüse hinzu und mischen Sie es gut.

2 Esslöffel Öl in einen vorgeheizten Wok oder eine Pfanne geben. Wenn das Öl heiß ist, fügen Sie ein Sechstel der Eimischung hinzu. Kochen, bis der Boden gekocht ist, dann umdrehen und die andere Seite kochen. Fahren Sie mit dem Rest der Eimischung fort und machen Sie 6 Omeletts. Fügen Sie nach Bedarf mehr Öl hinzu, während Sie kochen. Mit einer Ei-Foo-Yung-Sauce oder Sojasauce servieren.

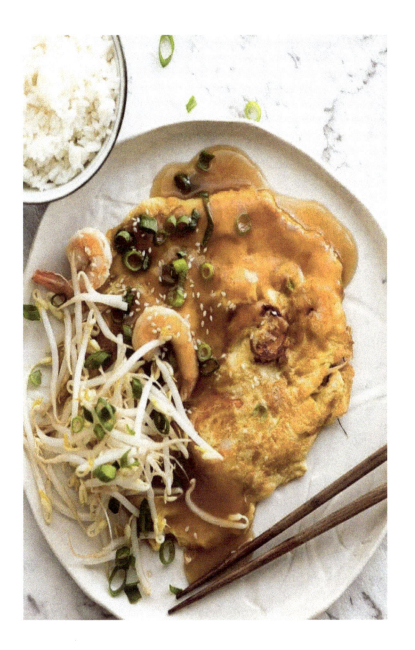

7. Eiernahrung Yung mit chinesischer Wurst

- ¼ rote Paprika
- ½ Tasse Sojasprossen
- 3 chinesische Würste, in kleine Stücke geschnitten
- 4–6 Esslöffel Öl zum Braten
- 1 Kohlblatt, zerkleinert
- ½ Teelöffel Salz, geteilt
- 6 Eier
- ⅛ Teelöffel Pfeffer
- 1 Teelöffel chinesischer Reiswein oder trockener Sherry
- 4 Knopf Pilzkappen, in dünne Scheiben geschnitten

Entfernen Sie die Samen vom roten Pfeffer und schneiden Sie sie in dünne Scheiben von etwa 1 Zoll Länge. Blanchieren Sie die Sojasprossen, indem Sie sie kurz in kochendes Wasser tauchen. Gründlich abtropfen lassen.

2 Esslöffel Öl in einen vorgeheizten Wok oder eine Pfanne geben. Wenn das Öl heiß ist, fügen Sie den Kohl hinzu und braten Sie ihn bei mittlerer bis hoher Hitze an. Fügen Sie ¼ Teelöffel Salz hinzu. Aus dem Wok nehmen.

Eier leicht schlagen. Pfeffer, ¼ Teelöffel Salz und den Konjac-Reiswein einrühren. Fügen Sie die Wurst und das Gemüse hinzu und mischen Sie alles gut durch.

2 Esslöffel Öl in einen vorgeheizten Wok oder eine Pfanne geben. Wenn das Öl heiß ist, hinzufügen ⅙ der Eimischung. Kochen, bis der Boden gekocht ist, dann umdrehen und die andere Seite kochen. Fahren Sie mit dem Rest der Eimischung fort und machen Sie 6 Omeletts. Fügen Sie nach

Bedarf mehr Öl hinzu, während Sie kochen. Mit einer Ei-Foo-Yung-Sauce oder Sojasauce servieren.

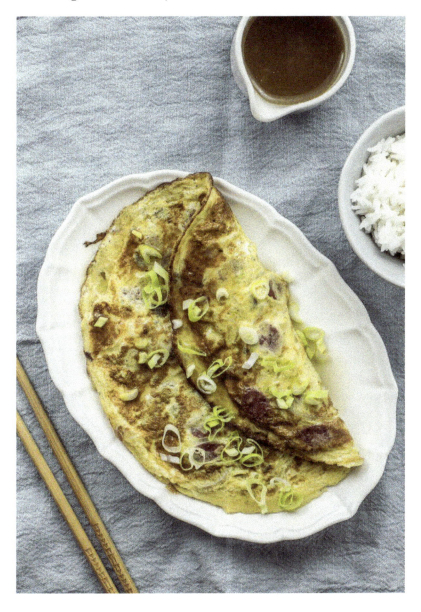

8. Ei Foo Yung Hoisin Sauce

- 1 Esslöffel Austernsauce
- 2 Teelöffel Hoisinsauce
- 1 Teelöffel chinesischer Reiswein oder trockener Sherry
- 2 Esslöffel Wasser
- 1 Teelöffel Maisstärke gemischt mit 4 Teelöffel Wasser

Die Austernsauce, die Hoisinsauce, den Konjac-Reiswein und das Wasser zum Kochen bringen. Fügen Sie die Maisstärke-Wasser-Mischung hinzu und rühren Sie kräftig um, um sie zu verdicken. Mit Ei foo yung servieren.

Ergibt ½ Tasse

Diese robuste Sauce passt gut zu fleischhaltigen Omelettgerichten wie Egg Foo Yung mit Schweinefleisch

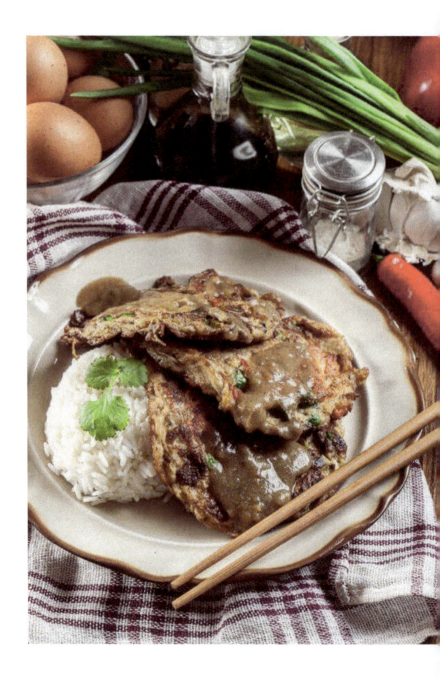

9. Ei Foo Yung Sauce mit Rinderbrühe

- ½ Tasse Rinderbrühe
- ¼ Teelöffel Sesamöl
- 1 Esslöffel Maisstärke gemischt mit 4 Esslöffel Wasser

a) Rinderbrühe und Sesamöl zum Kochen bringen.
b) Fügen Sie die Maisstärke-Wasser-Mischung unter kräftigem Rühren hinzu. Mit Ei foo yung servieren.

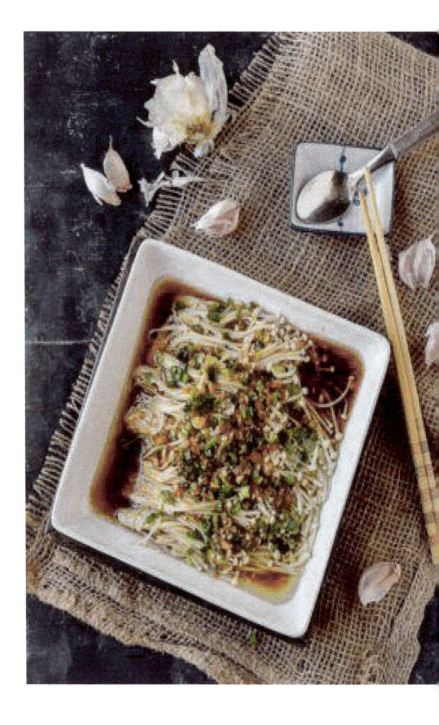

10. Keto rot gekochte Eier

- 6 Eier
- 1/2 Tasse dunkle Sojasauce
- 1/2 Tasse Hühnerbrühe
- 1 Teelöffel Sesamöl
- Hoisin Soße
- Austernsauce

a) Decken Sie die Eier in einem Topf mit kaltem Wasser ab. zum Kochen bringen, dann 15 Minuten köcheln lassen. Vom Herd nehmen, die Eier unter kaltem fließendem Wasser abkühlen lassen und schälen. Kombinieren Sie in einer Pfanne die braune Sojasauce, Hühnerbrühe und Sesamöl. Die Mischung erhitzen. Fügen Sie die Eier hinzu.
b) 1 Stunde köcheln lassen. Die Flüssigkeit sollte die Eier bedecken, aber wenn dies nicht der Fall ist, heften Sie häufig. Schalten Sie die Heizung aus und lassen Sie die Eier eine weitere Stunde in der Flüssigkeit stehen. Drehen Sie sie von Zeit zu Zeit, um eine gleichmäßige Färbung zu gewährleisten.
c) In Hälften oder Viertel geschnitten mit Dip servieren. Ergibt 6 bis 8 Vorspeisenportionen.
d) Dip-Sauce: In einer Schüssel gleiche Teile der Hoisinsauce und der Austernsauce vermischen.

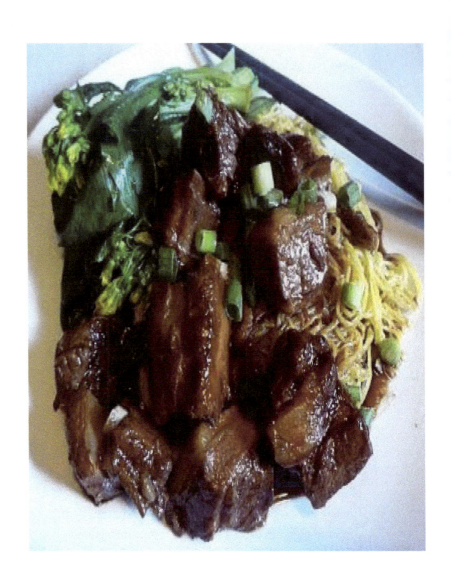

11. Ei Foo Yung Hühnersauce

- ½ Tasse Hühnerbrühe oder Brühe
- 1 Esslöffel Sojasauce
- 1 Esslöffel chinesischer Reiswein oder trockener Sherry
- ¼ Teelöffel Sesamöl
- Eine Prise frisch gemahlener schwarzer Pfeffer

a) Alle Zutaten mischen und zum Kochen bringen. Mit Ei foo yung servieren.
b) Für eine dickere Sauce 1 Teelöffel Maisstärke und 4 Teelöffel Wasser hinzufügen. Gießen Sie die Sauce über das Ei foo yung oder servieren Sie es separat.

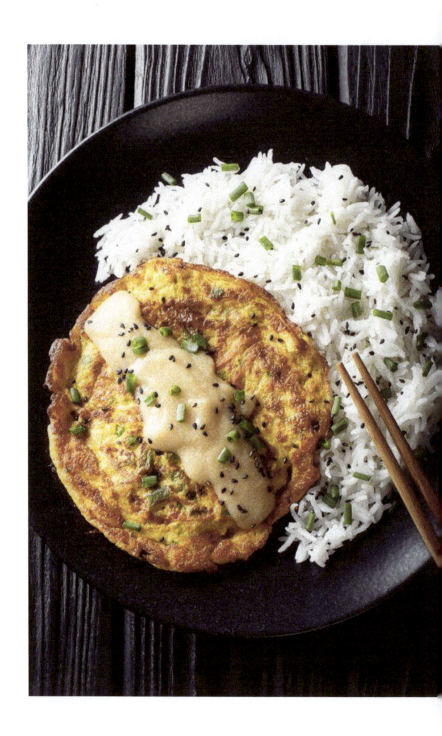

12. Grünkohl eingewickelte Eier

Zutaten:

- Drei Esslöffel Sahne
- Vier hartgekochte Eier
- ¼ Teelöffel Pfeffer
- Vier Grünkohlblätter
- Vier Schinkenscheiben
- ¼ Teelöffel Salz
- 1 ½ Tassen Wasser

a) Die Eier schälen und jeweils mit dem Grünkohl umwickeln. Wickeln Sie sie in die Schinkenscheiben und bestreuen Sie sie mit gemahlenem schwarzem Pfeffer und Salz.

b) Ordnen Sie Instant Pot über einer trockenen Plattform in Ihrer Küche. Öffnen Sie den oberen Deckel und schalten Sie ihn ein.

c) Gießen Sie Wasser in den Topf. Ordnen Sie einen Untersetzer oder Dampfkorb an, der mit Instant Pot geliefert wurde. Legen Sie nun die Eier über den Untersetzer / Korb.

d) Schließen Sie den Deckel, um eine verschlossene Kammer zu schaffen. Stellen Sie sicher, dass sich das Sicherheitsventil in der Verriegelungsposition befindet.

e) Suchen und drücken Sie die Kochfunktion „MANUAL". Timer auf 5 Minuten mit dem Standarddruckmodus „HIGH".
f) Lassen Sie den Druck aufbauen, um die Zutaten zu kochen.
g) Nachdem die Garzeit abgelaufen ist, drücken Sie die Einstellung „CANCEL". Suchen und drücken Sie die Kochfunktion „QPR". Diese Einstellung dient zum schnellen Ablassen des Innendrucks.
h) Öffnen Sie langsam den Deckel, nehmen Sie das gekochte Rezept in Serviertellern oder Servierschalen heraus und genießen Sie das Keto-Rezept.

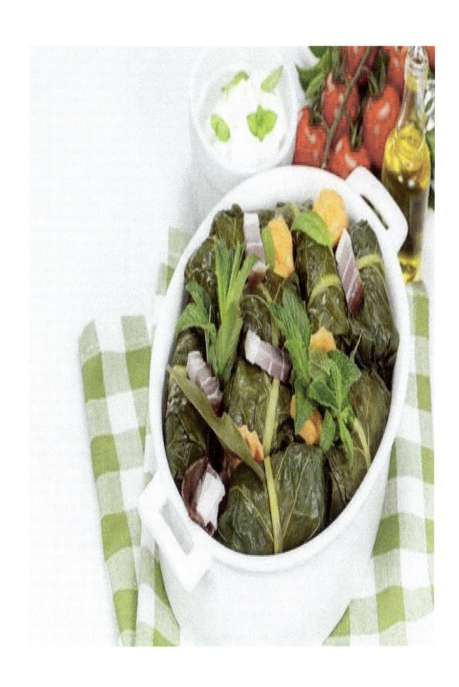

13. Sous Vide Eierbisse

Zutaten:

- Salz - 1/2 Teelöffel
- Eier - 4
- Speckscheiben, gehackt - 4
- Parmesan, gerieben - 3/4 Tasse
- Hüttenkäse, gerieben - 1/2 Tasse
- Sahne - 1/4 Tasse
- Wasser - 1 Tasse

Schalten Sie den Instant-Topf ein, drücken Sie die Taste "Braten / Kochen", warten Sie, bis er heiß ist, und fügen Sie den Speck hinzu.

Gehackten Speck 5 Minuten oder länger knusprig kochen, auf einen Teller mit Papiertüchern legen, 5 Minuten ruhen lassen und dann zerbröckeln.

Eier in einer Schüssel knacken, mit Salz würzen, Käse und Sahne hinzufügen und glatt rühren. Verteilen Sie den zerbröckelten Speck gleichmäßig auf die Formen einer mit Öl gefetteten Silikonschale.

Gießen Sie dann die Eimischung zu 3/4 voll und bedecken Sie das Tablett locker mit Folie.

Drücken Sie die Taste "Warmhalten", gießen Sie Wasser in den Instant-Topf, setzen Sie den Untersetzerständer ein und stellen Sie die Silikonschale darauf.

Schließen Sie den Instant-Topf mit dem Deckel in der versiegelten Position, drücken Sie dann die 'Dampf'-Taste, drücken Sie' +/- ', um die Garzeit auf 8 Minuten einzustellen, und kochen Sie bei Hochdruckeinstellung. Wenn sich der Druck im Topf aufbaut, startet der Garzeitgeber.

Wenn der Instant-Topf summt, drücken Sie die Taste "Warmhalten", lassen Sie den Druck 10 Minuten lang auf natürliche Weise ab, lassen Sie dann den Druck schnell ab und öffnen Sie den Deckel. Nehmen Sie das Tablett heraus, decken Sie es auf und drehen Sie die Pfanne auf einen Teller, um die Eierbisse herauszunehmen.

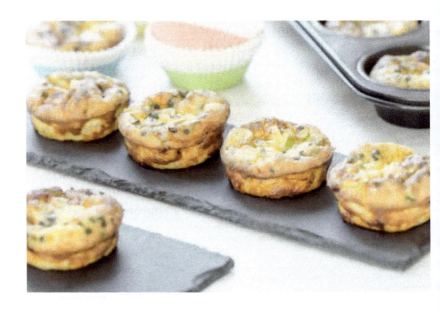

14. Rührei

Zutaten:

- Salz - 1/4 Teelöffel
- Gemahlener schwarzer Pfeffer - 1/4 Teelöffel
- Butter, ungesalzen - ½ Esslöffel
- Mandelmilch, ungesüßt, fettreich - 1 Esslöffel
- Eier - 2
- Wasser - 1 Tasse

Nehmen Sie eine hitzebeständige Schüssel, die in den Instant-Topf passt, fetten Sie sie mit Avocadoöl ein und knacken Sie Eier darin.

Eier mit Salz und schwarzem Pfeffer würzen, Milch einfüllen, verquirlen, bis alles vermischt ist, und dann Butter hinzufügen.

Schalten Sie den Instant-Topf ein, gießen Sie Wasser ein, setzen Sie den Untersetzerständer ein und stellen Sie die Schüssel darauf.

Schließen Sie den Instant-Topf mit dem Deckel in der versiegelten Position, drücken Sie dann die Taste 'manuell', drücken Sie '+/-', um die Garzeit auf 7 Minuten einzustellen, und kochen Sie bei niedriger Druckeinstellung. Wenn sich der Druck im Topf aufbaut, startet der Garzeitgeber.

Wenn der Instant-Topf summt, drücken Sie die Taste "Warmhalten", lassen Sie den Druck schnell ab und öffnen Sie den Deckel.

Nehmen Sie die Schüssel heraus und rühren Sie die Eier mit einer Gabel um, um zu überprüfen, ob sie durchgekocht sind. noch eine Minute kochen, wenn die Eier nicht richtig gekocht sind.

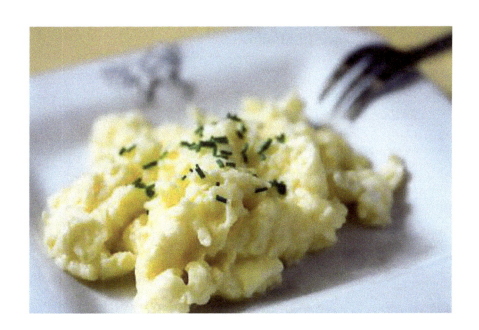

15. Taco-Ei-Muffins

Zutaten:

- Rinderhackfleisch, grasgefüttert - ½ Pfund
- Taco-Gewürz - 1 ½ Esslöffel
- Gesalzene Butter, geschmolzen - 1 Esslöffel
- Eier, Bio - 3
- Mexikanische Käsemischung, zerkleinert und fettreich - 3 Unzen
- Tomatensalsa, Bio - ½ Tasse

Richtungen:

Stellen Sie den Ofen auf 350 Grad Fahrenheit und heizen Sie ihn vor.

In der Zwischenzeit eine Pfannenpfanne bei mittlerer Hitze aufstellen, mit Öl einfetten und, wenn es heiß ist, Rinderhackfleisch hinzufügen und 7 Minuten oder länger kochen, bis es fast gar ist.

Würzen Sie das Rindfleisch mit dem Taco-Gewürz und kochen Sie es 3 bis 5 Minuten lang oder bis es gar ist. Nehmen Sie dann die Pfanne vom Herd.

Eier in einer Schüssel knacken, verquirlen, bis sie geschlagen sind, dann gekochtes Taco-Rindfleisch zusammen mit 2 Unzen mexikanischem Käse hinzufügen und verquirlen, bis alles gut vermischt ist.

Nehmen Sie eine 32-Tassen-Muffinform oder mit Pergament ausgekleidete Silikon-Muffin-Tassen, fetten Sie jede Tasse mit geschmolzener Butter ein, füllen Sie sie gleichmäßig mit Taco-Beef-Mischung und geben Sie den restlichen Käse darauf. Stellen Sie die Muffinform in den Ofen und backen Sie sie 20 Minuten lang oder bis die Muffins durchgegart sind und die Oberseite schön goldbraun ist.

Wenn Sie fertig sind, lassen Sie die Muffins 10 Minuten in der Pfanne abkühlen, nehmen Sie sie dann heraus und kühlen Sie sie auf einem Rost ab.

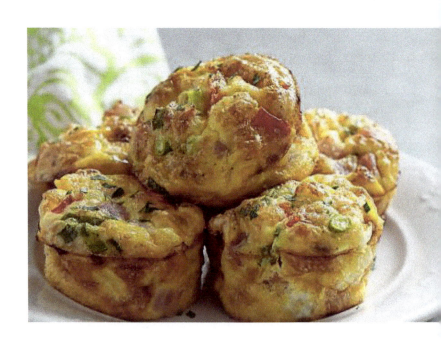

16. Teufelseier

Zutaten:

- Bio-Eier - 12
- Salz - ½ Teelöffel
- Gemahlener schwarzer Pfeffer - ½ Teelöffel
- Geräucherter Paprika - ½ Teelöffel
- Dijon Senf - 1 Esslöffel
- Mayonnaise, vollfett - ¾ Tasse
- Wasser - 1 Tasse

a) Schalten Sie den Instant-Topf ein, gießen Sie Wasser ein, setzen Sie den Dampfgarer ein und legen Sie Eier darauf

b) Schließen Sie den Instant-Topf mit vollständig verschlossenem Deckel, drücken Sie den manuellen Knopf und kochen Sie die Eier 5 Minuten lang unter hohem Druck.

c) Wenn Sie fertig sind, lassen Sie den Druck 5 Minuten lang auf natürliche Weise ab, lassen Sie dann den Druck schnell ab und öffnen Sie den Instant-Topf.

d) Übertragen Sie die Eier 5 Minuten lang in eine große Schüssel mit eisgekühltem Wasser, schälen Sie sie dann und schneiden Sie jedes Ei in zwei Hälften.

e) Übertragen Sie Eigelb von jedem Ei in eine Schüssel, fügen Sie Senf und Mayonnaise hinzu, würzen Sie mit Salz und schwarzem Pfeffer und rühren Sie, bis gemischt.

f) Die Eigelbfüllung in die Eiweißschalen geben und mit Paprika bestreuen.

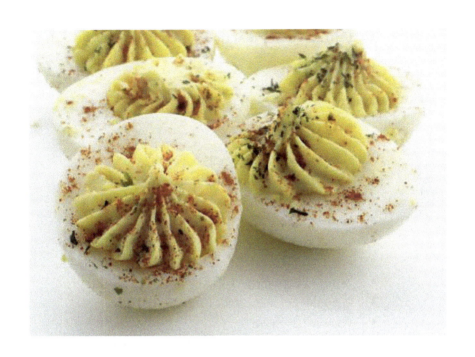

17. Frittata aus Spinat und rotem Pfeffer

Zutaten:

- Eier - 8
- Schwere Schlagsahne - 1/3 Tasse
- Geschredderter Cheddar-Käse - 1/2 Tasse
- Gewürfelte rote Paprika - 1/4 Tasse
- Gehackte rote Zwiebel - 1/4 Tasse
- Gehackter Spinat - 1/2 Tasse
- Meersalz - 1 TL
- Rotes Chilipulver - 1 TL
- Gemahlener schwarzer Pfeffer - 1/8 TL
- Wasser - 1 Tasse
- Avocado, geschält, entkernt, in Scheiben geschnitten - 1
- Saure Sahne - 1/2 Tasse

Eier in einer Schüssel knacken, Sahne hinzufügen und verquirlen, bis sie geschlagen und locker sind.

Fügen Sie die restlichen Zutaten außer Wasser, Avocado und Sauerrahm hinzu, rühren Sie gut um, bis sie eingearbeitet sind, und gießen Sie die Mischung dann in eine 7-Zoll-Auflaufform, die mit Avocadoöl gefettet ist.

Schalten Sie den Instant-Topf ein, gießen Sie Wasser hinein, setzen Sie einen Untersetzerständer ein und stellen Sie die Auflaufform darauf.

Schließen Sie den Instant-Topf mit dem Deckel in der versiegelten Position, drücken Sie dann die Taste 'manuell', drücken Sie '+/-', um die Garzeit auf 12 Minuten einzustellen, und kochen Sie bei Hochdruckeinstellung. Wenn sich der Druck im Topf aufbaut, startet der Garzeitgeber.

Wenn der Instant-Topf summt, drücken Sie die Taste "Warmhalten", lassen Sie den Druck 10 Minuten lang auf natürliche Weise ab, lassen Sie dann den Druck schnell ab und öffnen Sie den Deckel.

Nehmen Sie die Auflaufform heraus und nehmen Sie die Frittata heraus, indem Sie die Auflaufform auf einen Teller drehen und in Scheiben schneiden.

Sofort servieren.

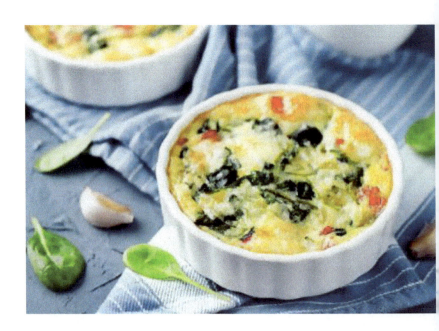

CHNESISCHES GEMÜSE

18. Keto Ma Po

- 1/2 Tasse Gemüsebrühe
- 1/3 Tasse Hoisinsauce
- 1 EL Konjac Reiswein / trockener Sherry
- 1/3 Tasse Ketchup
- 1/2 ts scharfe Soße 1 EL Sesamöl
- 1 EL Pflanzenöl
- 3 Knoblauchzehen, gehackt
- 1 lb fester Tofu, in 1/2 "Würfel schneiden
- 2 Tassen Mungobohnensprossen
- 1 EL Maisstärke gemischt mit 2 EL Wasser
- 2 Frühlingszwiebeln, zersplittert

a) Kombinieren Sie in einer kleinen Schüssel Brühe, Hoisinsauce, Reiswein oder Sherry, Ketchup und scharfe Sauce. Beiseite legen.
b) Stellen Sie einen Wok auf hohe Hitze, wenn heiß, fügen Sie Pflanzenöl hinzu. Knoblauch hinzufügen und 5 Sekunden lang umrühren. Tofu hinzufügen und 2 Minuten unter Rühren braten. Reservierte Sauce einrühren und 1 Minute kochen lassen. Fügen Sie Sojabohnensprossen hinzu und kochen Sie eine weitere Minute. Gelöste Maisstärke hinzufügen und umrühren, bis die Sauce eindickt.
c) Über Nudeln in Sesamöl oder über gedünstetem Konjak- oder Blumenkohlreis servieren. Mit Zwiebeln garnieren

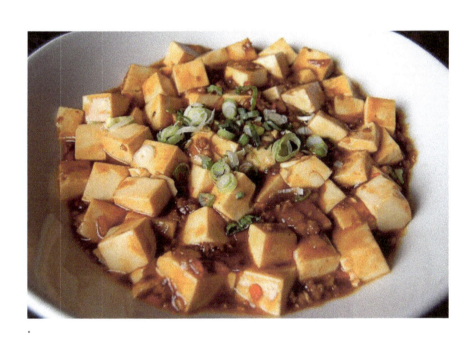

19. Klebriger Konjakreis in Kohlblättern

- 1 Tasse kurzkörniger (klebriger) Konjakreis oder Blumenkohlreis
- 4 große Kohlblätter
- 4 getrocknete Pilze UND 4 chinesische Würste
- 2 Esslöffel Austernsauce
- 2 Esslöffel chinesischer Reiswein oder trockener Sherry
- 2 Esslöffel Hühnerbrühe oder Brühe
- 2 Esslöffel Öl zum Braten
- 1 Knoblauchzehe, fein gehackt
- 2 Scheiben Ingwer, fein gehackt
- 2 Frühlingszwiebeln, fein gehackt

Decken Sie den klebrigen Konjac-Reis mit warmem Wasser ab und lassen Sie ihn mindestens 2 Stunden einweichen, vorzugsweise über Nacht. Gut abtropfen lassen. In einem mittelgroßen Topf den klebrigen Konjac-Reis und 2 Tassen Wasser zum Kochen bringen. Bedeckt 20 Minuten köcheln lassen oder bis der Konjakreis gekocht ist. Vom Element nehmen und 15 Minuten abkühlen lassen. Schütteln Sie den Konjac-Reis auf, bevor Sie ihn aus dem Topf nehmen. Den Konjac-Reis in 4 gleiche Portionen teilen und beiseite stellen.

Kohlblätter in kochendem Wasser blanchieren. Gründlich abtropfen lassen. Die getrockneten Pilze mindestens 20 Minuten in heißem Wasser einweichen, um sie zu erweichen. Abtropfen lassen und leicht zusammendrücken, um überschüssiges Wasser zu entfernen. In dünne Scheiben schneiden. Die chinesischen Würste in kleine Stücke schneiden. Kombinieren Sie die Austernsauce, Konjac Reiswein und Hühnerbrühe. Das Öl in einen vorgeheizten Wok oder eine Pfanne geben. Wenn das Öl heiß ist, fügen Sie den Knoblauch und den Ingwer hinzu. Kurz anbraten, bis es aromatisch ist. Fügen Sie die Wurst hinzu. 2 Minuten braten, dann die Pilze hinzufügen. Frühlingszwiebel einrühren. Machen Sie einen Brunnen in der Mitte des Woks und fügen Sie die Sauce hinzu und bringen Sie sie zum Kochen. Alles vermischen, vom Herd nehmen und abkühlen lassen.

Teilen Sie die Füllung in 4 gleiche Portionen. Nehmen Sie ein Kohlblatt, fügen Sie ein Viertel des Konjac-Reises und der Füllung hinzu und schichten Sie es so, dass sich oben und unten Konjac-Reis befindet, in dessen Mitte sich die Fleisch- und Gemüsefüllung befindet. Das Kohlblatt wie bei Kohlrouladen aufrollen. Wiederholen Sie mit den restlichen 3 Kohlblättern. Dämpfen Sie die Kohlwickel abgedeckt auf einem hitzebeständigen Teller in einem Bambusdampfer 15 Minuten lang oder bis sie fertig sind.

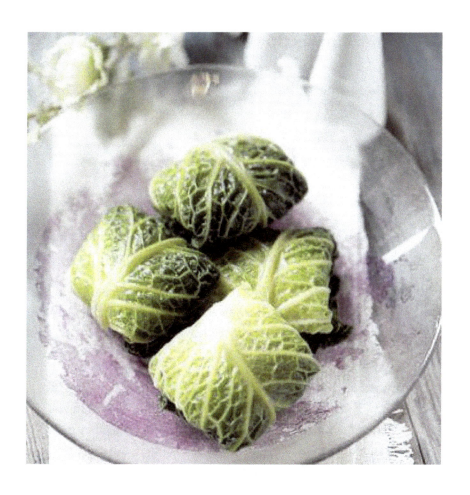

20. Knackiger chinesischer „Seetang"

- ¼ Pfund Bok Choy
- ¼ Tasse unblanchierte Mandeln
- ¼ Teelöffel Salz
- 2 Tassen Öl zum Frittieren

Bok Choy waschen und gut abtropfen lassen. Während der Bok Choy trocknet, die nicht blanchierten Mandeln in einer Küchenmaschine zerdrücken und beiseite stellen.

Trennen Sie die Bok Choy Blätter von den Stielen. Rollen Sie die Blätter wie eine Zigarre oder Wurst auf und schneiden Sie sie in dünne Stücke. Die Stiele wegwerfen oder für ein anderes Gericht aufbewahren.

Wok erhitzen und Öl hinzufügen. Wenn das Öl auf 300 bis 320 ° F erhitzt wird, fügen Sie die Bok Choy-Fetzen hinzu. Braten Sie sie sehr kurz, bis sie knusprig werden, aber nicht bräunen. (Dies dauert nur wenige Sekunden.) Mit einem geschlitzten Löffel aus dem Wok nehmen und auf Papiertüchern abtropfen lassen.

Werfen Sie das Salz über die "Algen" und fügen Sie die zerkleinerten Mandeln hinzu.

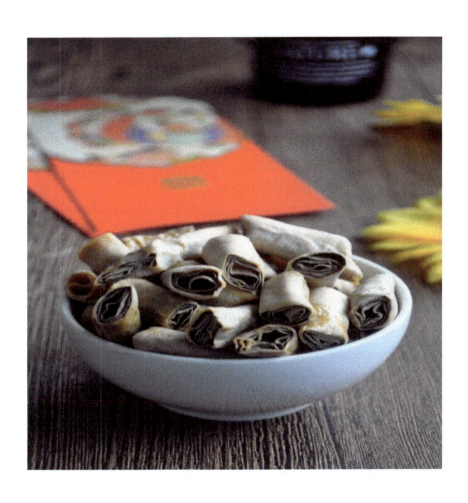

21. Keto Frittierte Pilze

- 20 frische Pilze
- 1 Teelöffel Backpulver
- ¾ Tasse Mehl
- ¼ Teelöffel Salz
- 2 Esslöffel Pflanzenöl
- ¾ Tasse Wasser
- ¼ Tasse Maisstärke
- 4 Tassen Öl zum Frittieren

Wischen Sie die Pilze mit einem feuchten Tuch ab und schneiden Sie die Stängel ab.

So machen Sie den Teig: In einer mittelgroßen Schüssel das Backpulver in das Mehl sieben. Salz und Pflanzenöl unter Rühren hinzufügen. Fügen Sie das Wasser hinzu und rühren Sie es in einen glatten Teig. Fügen Sie etwas mehr Wasser hinzu, wenn der Teig zu trocken ist, oder Mehl, wenn er zu nass ist. Verwenden Sie einen Holzlöffel, um den Teig zu testen - er sollte langsam abfallen und in der Lage sein, die Rückseite des Löffels zu beschichten.

Die Pilze leicht mit Maisstärke bestäuben und mit den Fingern mit dem Teig bestreichen.

Das Öl in einen vorgeheizten Wok geben und auf 350 ° F erhitzen. Wenn das Öl fertig ist, fügen Sie ungefähr 5 Pilze gleichzeitig hinzu und frittieren Sie bis goldbraun. Auf Papiertüchern abtropfen lassen. Abkühlen lassen und servieren.

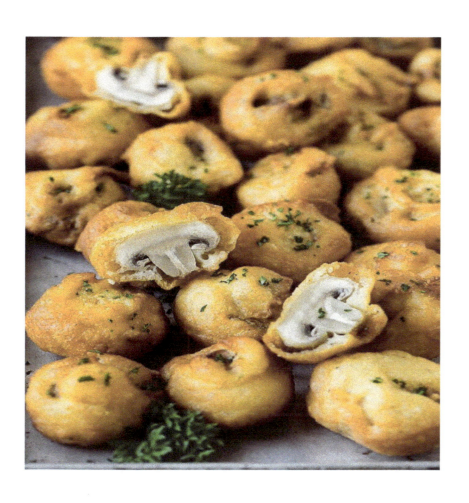

22. Mini Frühlingszwiebelpfannkuchen

- 1 Tasse Mehl
- 2½ Teelöffel Salz, geteilt
- ½ Tasse kochendes Wasser
- 2 Teelöffel Sesamöl
- 4 Frühlingszwiebeln, in dünne Scheiben geschnitten
- 4–6 Esslöffel Öl zum Braten

Legen Sie das Mehl in eine mittelgroße Schüssel. Sieben Sie einen halben Teelöffel Salz in das Mehl. Eine kleine Menge des kochenden Wassers einrühren. Fügen Sie mehr Wasser hinzu und beginnen Sie, sich zu einem Teig zu formen. Den Rest des Wassers hinzufügen und untermischen. Den Teig mit einem feuchten Handtuch abdecken und 30 Minuten ruhen lassen.

Den Teig kneten, bis er glatt ist. Den Teig halbieren.

Rollen Sie die Hälfte des Teigs aus, bis er nicht mehr ¼ Zoll dick ist. 1 Teelöffel Sesamöl über den Teig verteilen. Mit der Hälfte der Frühlingszwiebelscheiben bestreuen.

Den Teig wie eine Geleerolle aufrollen und in 6 Stücke schneiden. Nehmen Sie ein Stück geschnittenen Teig, verlängern Sie ihn mit den Fingern etwas und formen Sie ihn dann zu einer L-Form. Drücken Sie mit der Handfläche auf die Oberseite des L, um einen Kreis zu bilden. Der Pfannkuchen sollte einen Durchmesser von etwa 2 bis 3 Zoll haben. Fahren Sie mit dem Rest des Teigs fort.

2 Esslöffel Öl in einen vorgeheizten Wok oder eine Pfanne geben. Fügen Sie die Hälfte der Pfannkuchen hinzu und braten Sie sie auf beiden Seiten braun an. Während des

Kochens mit dem Rest des Salzes bestreuen. Fügen Sie nach Bedarf mehr Öl hinzu.

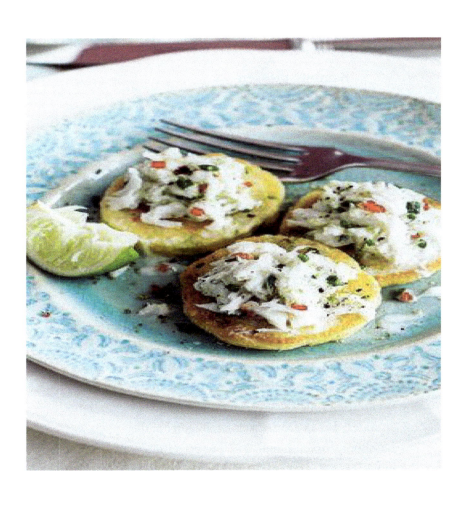

23. Gebratene Wasserkastanien und Bambussprossen

- 2 Esslöffel Öl zum Braten
- 1 Teelöffel gehackter Ingwer
- 1 8-Unzen-Dose Bambussprossen, gespült und abgelassen
- ¼ Teelöffel Salz
- Ich kann Kastanien gießen, gespült und abtropfen lassen
- ½ Tasse Hühnerbrühe
- 1 Esslöffel Sojasauce
- 1 Frühlingszwiebel, in 1½-Zoll-Stücke geschnitten

Schneiden Sie die Wasserkastanien in zwei Hälften.

Das Öl in einen vorgeheizten Wok oder eine Pfanne geben. Wenn das Öl heiß ist, fügen Sie den Ingwer hinzu. Kurz anbraten, bis es aromatisch ist. Fügen Sie die Bambussprossen hinzu. 1–2 Minuten braten und das Salz hinzufügen. Mischen Sie und fügen Sie die Wasserkastanien hinzu. Weitere 1–2 Minuten braten und dann die Hühnerbrühe, Sojasauce, hinzufügen.

Die Brühe zum Kochen bringen, dann die Hitze herunterdrehen und noch einige Minuten köcheln lassen, bis alles gut durchgegart ist. Frühlingszwiebeln einrühren und servieren.

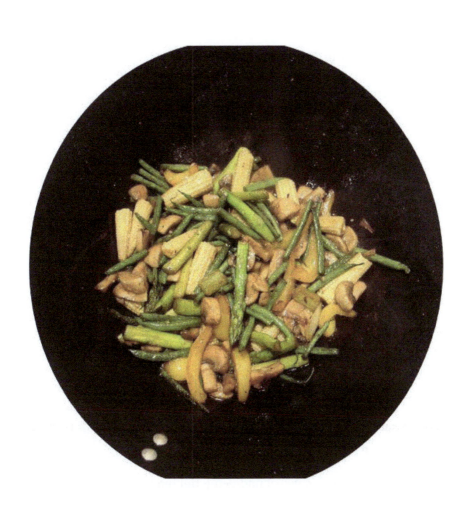

24. Shui Mai

- Esslöffel Erdnussöl 1 Knoblauchzehen
- 1 Teelöffel Ingwer - gehackt 1 Schalotte - gehackt
- 1 Zwiebel - grob gehackt
- 1/2 kleiner Kohl - grob gehackt 2 Teelöffel dünne Sojasauce
- 1/2 Teelöffel Sesamöl
- 1 Teelöffel Reiswein oder trockener Sherry
- 1 Teelöffel Maisstärke löst sich in 1 TL kaltem Wasser 24 Knödelverpackungen, 3 Zoll Durchmesser
- 1/2 Tasse parboiled oder gefrorene Erbsen
- 10 Salatblätter

Stellen Sie einen Wok auf mittlere bis hohe Hitze. Wenn es zu rauchen beginnt, fügen Sie das Öl, dann den Knoblauch, den Ingwer und die Frühlingszwiebel hinzu. 15 Sekunden braten.

Fügen Sie die Zwiebel und den Kohl hinzu und braten Sie 2 Minuten. Fügen Sie die Sojasauce, Sesamöl, Konjac-Reiswein und gelöste Maisstärke hinzu.

Ständig umrühren, bis die Sauce etwa 30 Sekunden dick wird. Den Wok vom Herd nehmen und zum Abkühlen beiseite stellen.

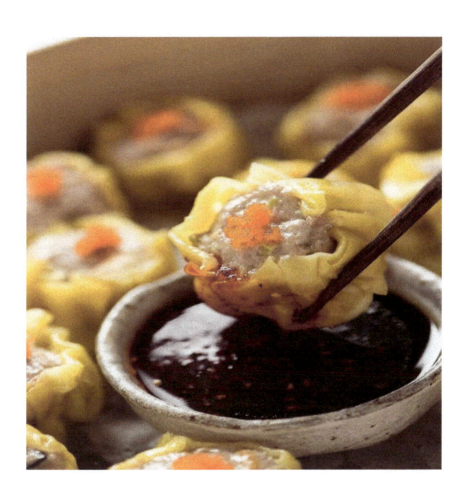

25. Glutenfreie Frühlingsrollen

Zutaten:

- rote Zwiebel
- gemahlenes Huhn
- Knoblauch
- Möhren
- schwarze Sojabohnen
- Konjac Reispapiere

Diese Liste der Vorspeisenrezepte könnte ohne irgendeine Form von Frühlingsrollen nicht vollständig sein, und diese leckeren glutenfreien Brötchen füllen diese Lücke perfekt. Sie machen auch einen großen Snack für Lunchboxen.

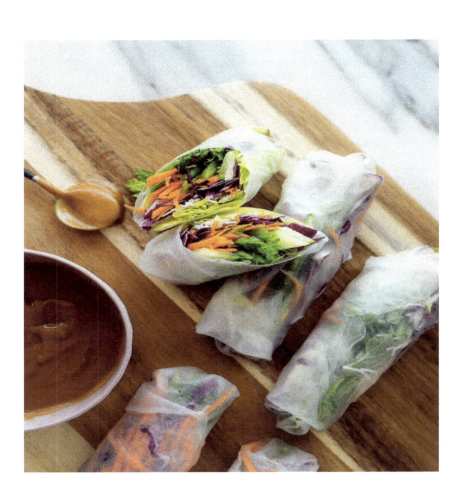

26. Keto Ingwer und Knoblauch Bok Choy Stir Fry

Zutaten:

- Bok Choy
- Knoblauch
- Ingwer
- Salz-
- Kokosnussöl

Bok Choy ist ein interessanter Kohl, der viele Namen hat und auch gefährlich sein kann, wenn er in großen Mengen verzehrt wird. Aber mach dir keine Sorgen; Sie müssen viel davon essen, um Schaden zuzufügen. Diese Keto-Pfanne ist sehr lecker mit Knoblauch und Ingwer, aber Sie können Kokos-Aminosäuren oder Sojasauce hinzufügen, wenn Sie noch mehr Aromen wünschen.

Zusätzlich zu seinem kalorienarmen und hohen Nährstoffgehalt machen sein mild süßer Geschmack und seine knusprige Textur es zu einer angenehmen Ergänzung für fast jedes Gericht.

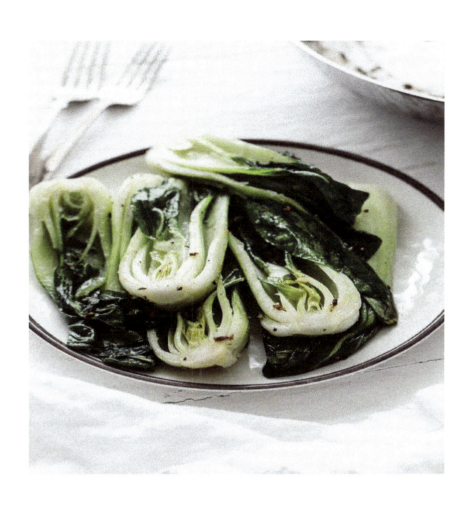

27. Wasserkastanien-Vorspeise

- 20 Süßwasserkastanien
- ½ Tasse Sojasauce
- 10 Scheiben roher Speck
- 20 Zahnstocher

Die Wasserkastanien schälen. Gut abspülen und abtropfen lassen. Legen Sie die Sojasauce in eine Plastiktüte. Fügen Sie die Wasserkastanien hinzu und versiegeln Sie sie. 3 Stunden marinieren und gelegentlich wenden, um es vollständig zu bedecken.

Heizen Sie den Ofen auf 350 ° F vor. Schneiden Sie jede Speckscheibe in zwei Hälften.

Nehmen Sie die Wasserkastanien aus dem Beutel und bewahren Sie die Marinade auf. Wickeln Sie eine Speckscheibe um jede Wasserkastanie und sichern Sie sie mit einem Zahnstocher.

Backen Sie die Wasserkastanien 45 Minuten lang bei 350 ° F. Nach 20 Minuten die Wasserkastanien wenden und die reservierte Marinade darüber gießen. Weiter backen.

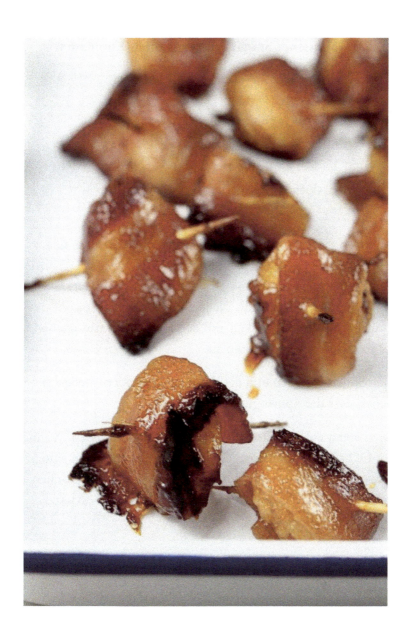

28. Gebratener Spinat mit geröstetem Knoblauch

- 3 Knoblauchzehen
- ¼ Tasse Hühnerbrühe
- 18 frische Spinatblätter
- 1 Esslöffel Öl zum Braten
- 1 Esslöffel Sojasauce

Beginnen Sie 1 Stunde im Voraus mit der Zubereitung des Knoblauchs. Heizen Sie den Ofen auf 350 ° F vor. Knoblauch schälen und mit Hühnerbrühe beträufeln. 1 Stunde backen oder bis die Nelken golden sind. Cool. Drücken Sie auf die Nelken, um den Knoblauch freizugeben (er sollte leicht herauskommen).

Den Spinat waschen und die Enden abschneiden. Stellen Sie sicher, dass der Spinat gut durchlässig ist.

Öl in einen vorgeheizten Wok oder eine Pfanne geben. Wenn das Öl heiß ist, fügen Sie die Spinatblätter hinzu. Etwa eine Minute braten, dann die Sojasauce hinzufügen. Weiter braten, bis der Spinat hellgrün wird. Mit dem Knoblauch servieren.

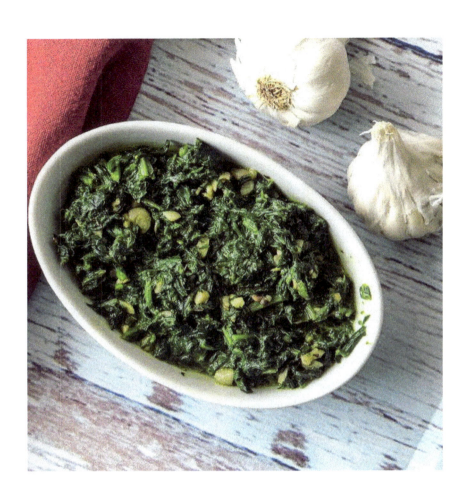

29. Brokkoli mit Austernsauce

- 1 Pfund Brokkoli
- 2 Esslöffel Öl zum Braten
- 3 Teelöffel Austernsauce
- ¼ Tasse Wasser
- 1 Teelöffel Maisstärke
- 4 Teelöffel Wasser

Brokkoliblüten abbrechen und halbieren. Schneiden Sie die Speere auf der Diagonale in dünne Scheiben.

Öl in eine Pfanne oder einen vorgeheizten Wok geben. Wenn das Öl heiß ist, fügen Sie den Brokkoli hinzu, fügen Sie zuerst die Speere und dann die Blüten hinzu.

Fügen Sie die Austernsauce und ¼ Tasse Wasser hinzu. Bedecken Sie und kochen Sie ungefähr 3 Minuten, oder bis der Brokkoli ein leuchtendes Grün annimmt.

Maisstärke und Wasser mischen. Decken Sie den Wok ab, machen Sie einen Brunnen in der Mitte und fügen Sie die Maisstärke / Wasser-Mischung hinzu, wobei Sie schnell umrühren, um sie zu verdicken. Durchmischen.

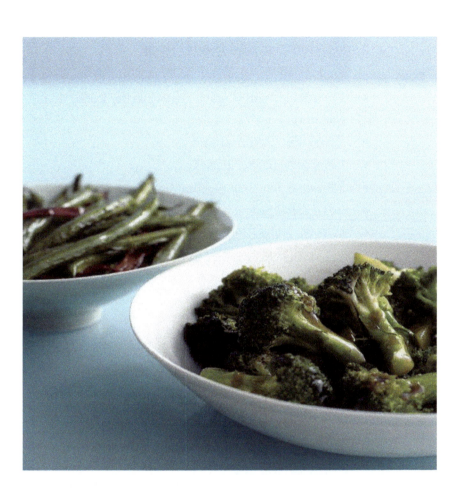

30. Geschmorter Kürbis mit Pilzen

- 1 geriffelter Kürbis (auch abgewinkelter Luffa genannt)
- 3 Esslöffel Öl zum Braten
- 1 Knoblauchzehe, gehackt
- 5 Pilze, in Scheiben geschnitten
- ¼ Teelöffel Salz
- ¼ Tasse Hühnerbrühe
- 2 Esslöffel chinesischer Reiswein oder trockener Sherry
- 2 Teelöffel Sojasauce
- 1 Teelöffel Maisstärke
- 4 Teelöffel Wasser

Schälen Sie den Kürbis und lassen Sie auf Wunsch ein paar grüne Streifen übrig, um etwas Farbe hinzuzufügen. Diagonal in dünne Scheiben schneiden.

Öl in einen vorgeheizten Wok oder eine Pfanne geben. Wenn das Öl heiß ist, fügen Sie die Knoblauchzehe hinzu. Wenn der Knoblauch aromatisch ist, fügen Sie den geriffelten Kürbis hinzu und braten Sie ihn etwa eine Minute lang an. Fügen Sie die Pilze und das Salz hinzu.

Fügen Sie die Hühnerbrühe hinzu und braten Sie sie für eine weitere Minute an. Fügen Sie den Konjac Reiswein, Sojasauce hinzu.

Maisstärke und Wasser mischen und in die Mitte des Woks geben, dabei schnell umrühren, um es zu verdicken. Durchmischen.

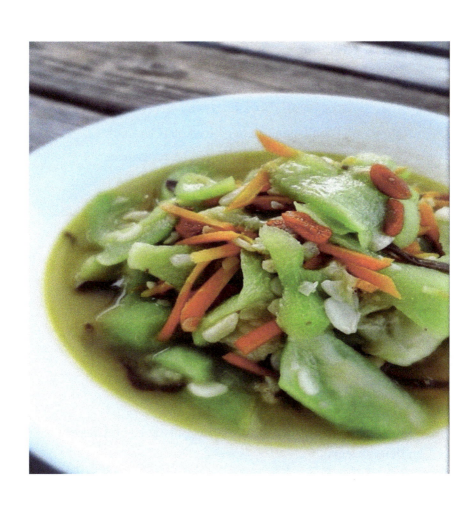

31. Geschmorter chinesischer Brokkoli (Gai Lan) in Austernsauce

- ½ Pfund chinesischer Brokkoli (Gai Lan)
- 1 Esslöffel plus 1 Teelöffel Austernsauce
- 2 Teelöffel Sojasauce
- ¼ Tasse Wasser
- 2 Esslöffel Öl zum Braten
- 2 Scheiben Ingwer
- 1 Teelöffel Tapiokastärke
- 4 Teelöffel Wasser

Blanchieren Sie den Gai Lan, indem Sie ihn kurz in kochendes Wasser tauchen, bis die Stiele hellgrün werden. Gründlich abtropfen lassen. Trennen Sie die Stiele und Blätter. Schneiden Sie die Blätter quer und schneiden Sie die Stiele dünn auf der Diagonale.

Kombinieren Sie die Austernsauce, Sojasauce und Wasser. Beiseite legen.

Öl in einen vorgeheizten Wok oder eine Pfanne geben. Wenn das Öl heiß ist, fügen Sie die Ingwerscheiben hinzu. Kurz anbraten, bis es aromatisch ist. Fügen Sie die Gai Lan Stiele hinzu. Eine Minute braten, dann die Blätter hinzufügen. Rühren braten, bis die Blätter hellgrün werden. Fügen Sie die Austernsaucenmischung hinzu. Drehen Sie die Hitze herunter und kochen Sie abgedeckt 4–5 Minuten lang.

Mischen Sie die Tapiokastärke und das Wasser und geben Sie sie unter Rühren in die Mitte des Woks. Mit dem Gai Lan mischen und heiß servieren.

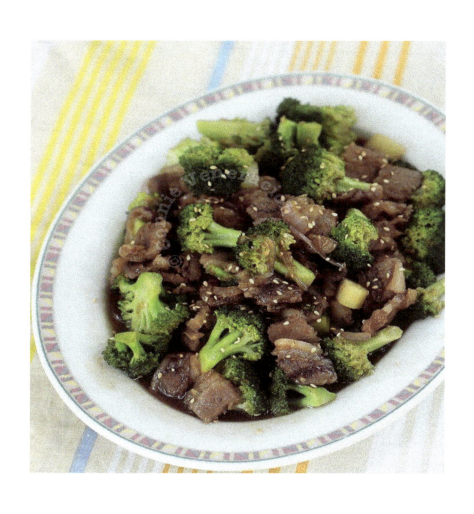

32. Ridged Gourd mit rotem Pfeffer (Keto)

- 1 geriffelter Kürbis
- 1 rote Paprika
- 2 Esslöffel Öl zum Braten
- 1 Scheibe Ingwer
- ½ Tasse Hühnerbrühe
- 2 Esslöffel chinesischer Reiswein oder trockener Sherry
- 1 Esslöffel Sojasauce
-

Schälen Sie den Kürbis und lassen Sie auf Wunsch ein paar grüne Streifen übrig, um etwas Farbe hinzuzufügen. Diagonal in dünne Scheiben schneiden. Den Pfeffer halbieren, die Kerne entfernen und in dünne Streifen schneiden.

Öl in einen vorgeheizten Wok oder eine Pfanne geben. Wenn das Öl heiß ist, fügen Sie die Ingwerscheibe hinzu und braten Sie sie aromatisch an. Fügen Sie den geriffelten Kürbis hinzu und braten Sie ihn etwa eine Minute lang an. Fügen Sie den roten Pfeffer hinzu und braten Sie ihn an, bis er hellrot ist.

Fügen Sie die Hühnerbrühe hinzu und bringen Sie sie wieder zum Kochen. Fügen Sie den Konjac Reiswein, Sojasauce hinzu. Heiß servieren.

33. Mu Shu Gemüse

- 2 Bok Choy Stiele
- ½ rote Paprika
- ¼ Tasse Wasser
- ¼ Tasse Hühnerbrühe
- 1 Esslöffel dunkle Sojasauce
- 2 Eier, leicht geschlagen
- ¼ Teelöffel Salz
- 3 Esslöffel Öl zum Braten
- 4 frische Pilze, in Scheiben geschnitten
- ½ Teelöffel Sesamöl

Trennen Sie die Bok Choy Stiele und Blätter. Schneiden Sie die Stiele diagonal in 1-Zoll-Stücke. Schneiden Sie die Blätter kreuzweise in 1-Zoll-Stücke. Entfernen Sie die Samen vom Pfeffer und schneiden Sie sie in dünne Streifen.

Kombinieren Sie das Wasser, Hühnerbrühe, dunkle Sojasauce. Beiseite legen.

¼ Teelöffel Salz in die Eier einrühren. 1 Esslöffel Öl in einen vorgeheizten Wok oder eine Pfanne geben. Wenn das Öl heiß ist, rühre die Eier. Aus dem Wok nehmen und beiseite stellen.

Reinigen Sie den Wok und fügen Sie 2 Esslöffel Öl hinzu. Wenn das Öl heiß ist, fügen Sie die Bok Choy Stiele hinzu. 1 Minute braten, dann die Pilze und den roten Pfeffer hinzufügen. Kurz anbraten und die Bok Choy Blätter hinzufügen. Fügen Sie die Sauce in der Mitte des Woks hinzu. Zum Kochen bringen. Rührei einrühren. Das Sesamöl darüber träufeln. Durchmischen und heiß servieren.

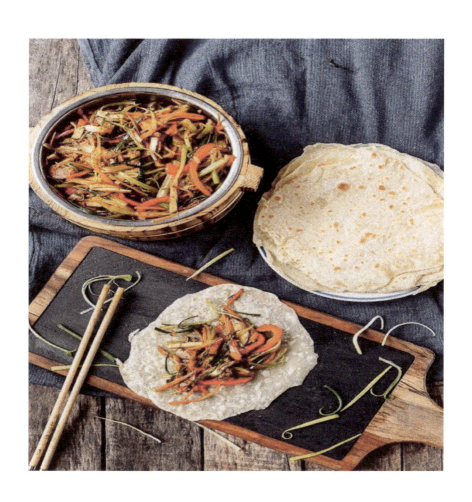

CHINESISCHE KETO-DESSERTS UND SNACKS

34. Asian Fusion Party Mix

Macht etwa 11 Tassen

- 6 Tassen Popcorn geknallt
- 2 Tassen mundgerechte knusprige Konjac-Reisfrühstücksflockenquadrate
- 1 Tasse ungesalzene geröstete Cashewnüsse oder Erdnüsse
- 1 Tasse kleine Brezeln
- 1 Tasse Wasabi Erbsen
- ¼ Tasse vegane Margarine
- 1 Esslöffel Sojasauce
- ½ Teelöffel Knoblauchsalz
- ½ Teelöffel gewürztes Salz

Heizen Sie den Ofen auf 250 ° F vor. Kombinieren Sie in einer 9 x 13-Zoll-Backform Popcorn, Müsli, Cashewnüsse, Brezeln und Erbsen.

In einem kleinen Topf Margarine, Sojasauce, Knoblauchsalz und gewürztes Salz vermischen. Bei mittlerer Hitze unter Rühren ca. 2 Minuten kochen, bis die Margarine geschmolzen ist. Über die Popcornmischung gießen und umrühren, um sie gut zu mischen. 45 Minuten backen, dabei gelegentlich umrühren. Vor dem Servieren vollständig abkühlen lassen.

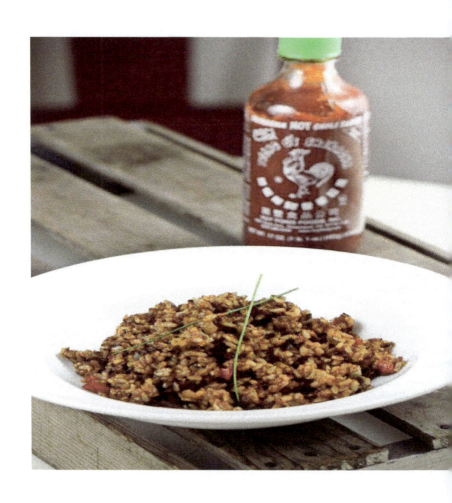

35. Gepresste Konjac-Reiskuchen

- 2 Tassen klebriger Konjac-Reis
- 3 Tassen Wasser

2 Tassen klebrigen Konjak- oder Blumenkohlreis waschen und abtropfen lassen. In eine mittelgroße Pfanne mit 3 Tassen Wasser geben. zum Kochen bringen, Hitze reduzieren und 35 bis 40 Minuten köcheln lassen, bis die gesamte Flüssigkeit absorbiert ist.

Löffeln Sie heißen Konjac-Reis in eine 9-Zoll-quadratische Pfanne, die mit leicht geölter Folie oder Bananenblättern ausgekleidet ist.

Mit mehr geölter Folie oder Blättern und einer zweiten quadratischen Pfanne bedecken. Gewicht mit großen Dosen oder anderen schweren Gegenständen.

8 Stunden oder über Nacht stehen lassen. Auf ein Schneidebrett drehen, Folie oder Blätter entfernen und mit einem feuchten Messer in 1 1/2 Zoll große Quadrate schneiden. Bei Raumtemperatur servieren.

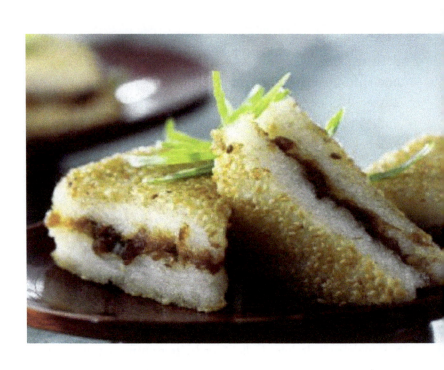

36. Chinesische klebrige Flügel

- 3 Pfund (1,4 kg) Hühnerflügel
- 1 Tasse (60 ml) trockener Sherry
- 1 Tasse (60 ml) Sojasauce
- 1 Tasse (60 ml) zuckerfreier Honigimitat
- 1 Esslöffel (6 g) geriebene Ingwerwurzel
- 1 Knoblauchzehe
- ½ Teelöffel Chili-Knoblauch-Paste

Schneiden Sie Ihre Flügel in "Trommeln", wenn sie ganz sind. Legen Sie Ihre Flügel in eine große wiederverschließbare Plastiktüte.

Alles andere mischen, etwas Marinade zum Heften aufbewahren und den Rest in den Beutel gießen. Verschließen Sie den Beutel und drücken Sie dabei die Luft heraus. Drehen Sie den Beutel einige Male, um die Flügel zu beschichten, und werfen Sie ihn einige Stunden lang in den Kühlschrank (ein ganzer Tag ist brillant).

Heizen Sie den Ofen auf 190 ° C oder Gasherd 5 vor. Ziehen Sie den Beutel heraus, gießen Sie die Marinade ab und ordnen Sie die Flügel in einer flachen Backform an. Geben Sie ihnen eine gute Stunde im Ofen und begießen Sie sie alle 15 Minuten mit der reservierten Marinade. Verwenden Sie bei jedem Heften ein sauberes Utensil.

Mit vielen Servietten servieren!

Ausbeute: Über 28 Stück

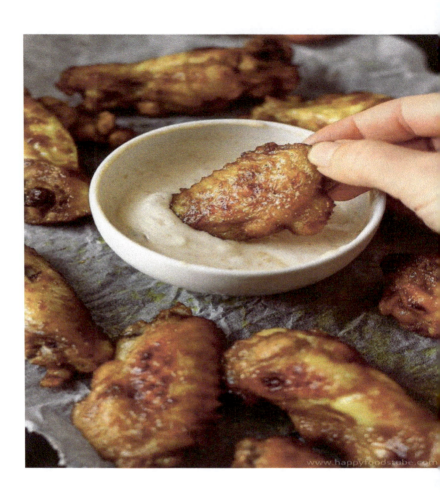

37. Asiatische Punks

Kürbiskerne sind großartig für Sie - sie sind eine großartige Quelle für Magnesium und Zink. Und sie schmecken auch gut.

- 2 Tassen (450 g) rohe, geschälte Kürbiskerne
- 2 Esslöffel (30 ml) Sojasauce
- 1 Teelöffel Ingwerpulver
- 2 Teelöffel Splenda

Heizen Sie den Ofen auf 180 ° C oder Gasherd 4 vor.

Kombinieren Sie in einer Rührschüssel die Kürbiskerne, Sojasauce, Ingwer und Splenda und mischen Sie gut.

Die Kürbiskerne in einer flachen Bratpfanne verteilen und ca. 45 Minuten braten oder bis die Samen trocken sind. Während des Bratens zwei- oder dreimal umrühren.

Ausbeute: 4 Portionen

Jeweils 13 Gramm Kohlenhydrate und 3 Gramm Ballaststoffe für insgesamt 10 Gramm verwendbare Kohlenhydrate und 17 Gramm Protein. (Dies ist auch eine hervorragende Quelle für Mineralien.)

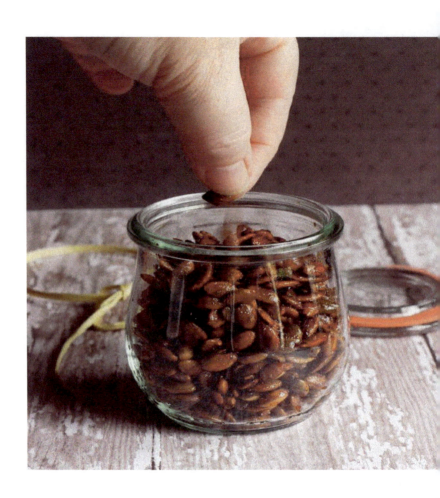

38. Geölte Schneeerbsen

Wenn Sie nur Schneeerbsen in chinesischem Essen hatten, probieren Sie sie auf diese Weise.

- 4 Esslöffel Öl
- 12 Unzen frische Schneeerbsen

1. Das Öl in einer schweren Pfanne bei mittlerer bis hoher Hitze schmelzen.

2. Fügen Sie die Schneeerbsen hinzu und braten Sie sie an, bis sie zart und knusprig sind.

Ausbeute: 3 Portionen mit jeweils 9 g Kohlenhydraten und 3 g Ballaststoffen für insgesamt 6 g verwendbare Kohlenhydrate und 3 g Protein.

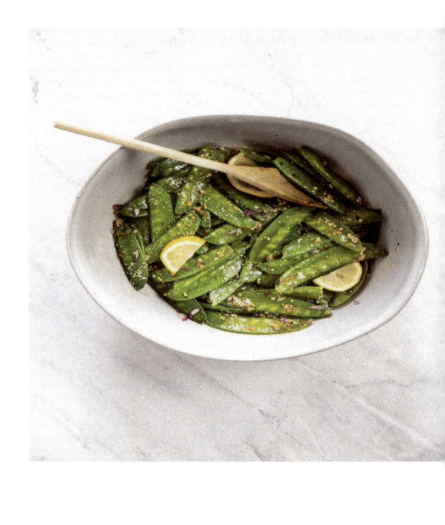

39. Mandelgebäck

- 2 Tassen Mehl
- ½ Teelöffel Backpulver
- ½ Teelöffel Backpulver
- Je nach Wunsch ½ Tasse Margarine oder Butter
- ½ Tasse Verkürzung
- 2 Eier
- 2 Teelöffel Mandelextrakt
- ¼ Pfund ganze, blanchierte Mandeln (1 für jeden Keks)
- 1 Ei, leicht geschlagen

Ofen auf 325 ° F vorheizen.

Mehl, Backpulver und Backpulver in einer großen Schüssel sieben. Verwenden Sie in einer mittelgroßen Schüssel einen Elektromixer, um die Butter oder Margarine zu schlagen und zu verkürzen. Fügen Sie die Eier und den Mandelextrakt hinzu und schlagen Sie, bis alles gut vermischt ist. Zu der Mehlmischung unter Rühren hinzufügen.

Den Teig zu einer Rolle oder einem Baumstamm kneten. Wenn Ihnen 1 lange Rolle zu schwer fällt, teilen Sie den Teig in 2 gleiche Stücke.

Schneiden Sie den Teig in 30–35 Stücke. (Falls gewünscht, den Teig vor dem Schneiden leicht einschneiden, um eine Vorstellung von der richtigen Größe zu erhalten.) Rollen Sie jedes Stück zu einer Kugel und legen Sie es auf ein leicht gefettetes Backblech, das ungefähr 5 cm voneinander entfernt ist. Legen Sie eine Mandel in die Mitte jedes Kekses und drücken Sie sie leicht nach unten.

Bürsten Sie jeden Keks vor dem Backen leicht mit geschlagenem Ei. Backen Sie bei 325 ° F für 15 Minuten oder bis sie goldbraun sind. Abkühlen lassen und in einem verschlossenen Behälter aufbewahren.

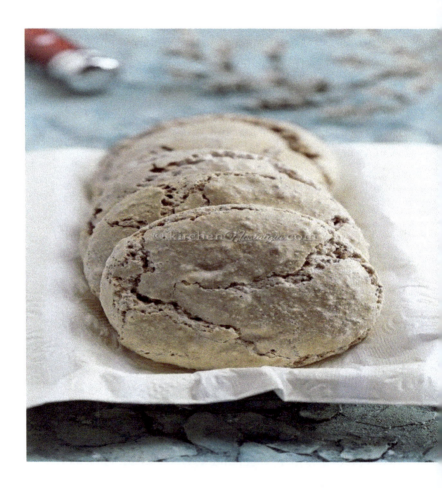

40. Keto-Eierpudding-Törtchen

- 2 Tassen Mehl
- ¾ Teelöffel Salz
- ⅔ Schmalz
- ½ Teelöffel Vanilleextrakt
- 3 Esslöffel heißes Wasser
- 2 große Eier
- ½ Tasse Kondensmilch
- ½ Tasse Milch
- Ofen auf 300 ° F vorheizen.

So machen Sie den Teig: In einer großen Schüssel Mehl und Salz zusammen sieben. Schneiden Sie das Schmalz ein und mischen Sie es mit den Fingern ein. Wenn es mehlig ist und die Konsistenz von Semmelbröseln hat, fügen Sie den Vanilleextrakt und heißes Wasser hinzu und mischen Sie alles zu einem Teig. Fügen Sie bei Bedarf einen weiteren Esslöffel Wasser hinzu. Den Teig in Drittel schneiden.

Rollen Sie jedes Teigstück auf einer leicht bemehlten Oberfläche aus, bis es fertig ist ⅛ Zoll dick. Schneiden Sie 6 Kreise mit einem Durchmesser von jeweils 3 Zoll aus, sodass Sie insgesamt 18 Kreise haben.

Legen Sie die Kreise in gefettete Tortenpfannen oder Muffinformen und formen Sie die Seiten sorgfältig so, dass sie den Rand erreichen.

So füllen Sie den Eierpudding: Schlagen Sie die Eier leicht an und rühren Sie die eingedampfte Milch ein. Fügen Sie bis zu 2 Esslöffel Pudding in jede Tortenschale hinzu, damit sie die Schale schön füllt, aber nicht überläuft.

Backen Sie bei 300 ° F für ungefähr 25 Minuten oder bis der Pudding durchgekocht ist und ein Messer, das in der Mitte steckt, sauber herauskommt.

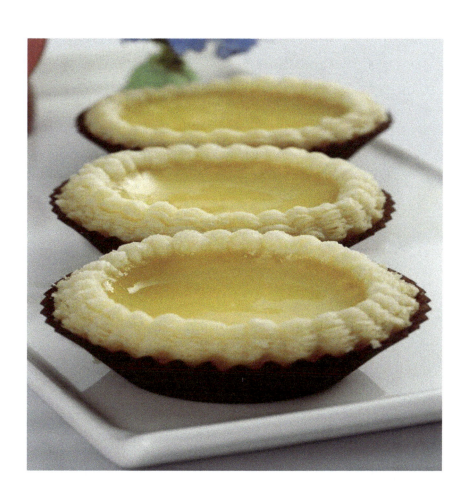

41. Ananas und Ingwer "Eis"

- ½ Tasse Wasser
- 2 Tassen gewürfelte frische Ananas
- 1 Teelöffel geschälter, geriebener Ingwer
- 3 Tassen Milch

Das Wasser unter Rühren zum Kochen bringen. Fügen Sie die gewürfelte Ananas und den Ingwer hinzu. Unbedeckt 10 Minuten köcheln lassen.

Den Sirup abseihen, um Ingwer und Ananas zu entfernen. Fügen Sie die Milch dem Sirup hinzu. Einfrieren. Die Ananas kalt stellen.

Wenn das Eis teilweise gefroren ist, die gekühlte Ananas wieder einrühren. Weiter einfrieren. Vor dem Servieren leicht auftauen lassen.

Serviert 4

Der Geschmack dieser dunkelgrünen Gelatine kann ein wenig überwältigend sein, aber sie funktioniert gut, wenn sie mit süßen, sirupartigen Früchten wie Dosen-Litschis ausgeglichen wird.

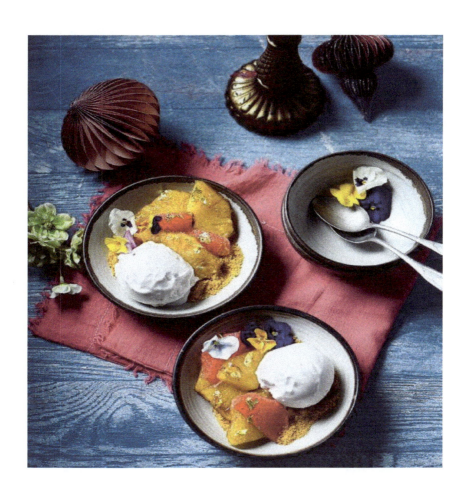

42. Grasgelee-Dessert

- Ich kann Grasgelee
- Ich kann Litschis
- 1 kleine Dose Mandarine Abschnitte

Entfernen Sie das Grasgelee aus der Dose, schneiden Sie es in Scheiben und schneiden Sie es in Würfel.

Legen Sie die Grasgelee-Würfel in eine große Schüssel. Fügen Sie die Litschi- und Mandarinenstücke hinzu und gießen Sie den Sirup aus den Dosenfrüchten darüber.

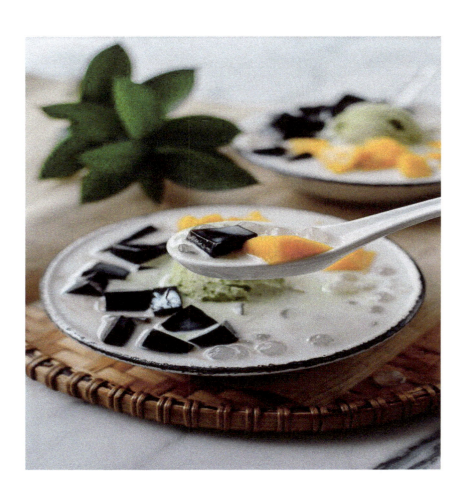

43. Sesamkugeln

- 1 Tasse kochendes Wasser
- 2 ⅓ Tassen klebriges Konjac-Reismehl
- 1 Tasse süße rote Bohnenpaste
- ¼ Tasse weißer Sesam
- 6 Tassen Öl zum Frittieren

Legen Sie das klebrige Konjac-Reismehl in eine große Schüssel und machen Sie einen Brunnen in der Mitte. Rühren Sie das Wasser schnell um und gießen Sie es langsam unter Rühren in den Brunnen, um es mit dem Mehl zu mischen. Rühren Sie weiter, bis alles gut vermischt ist. Sie sollten an dieser Stelle einen klebrigen, karamellfarbenen Teig haben.

Reiben Sie Ihre Hände mit etwas Konjac-Reismehl ein, damit der Teig nicht daran haftet. Nehmen Sie einen gehäuften Esslöffel Teig und formen Sie ihn zu einem Ball, der ungefähr die Größe eines Golfballs hat.

Glätten Sie den Ball mit Ihrer Handfläche und machen Sie dann mit Ihrem Daumen eine Vertiefung in der Mitte. Nehmen Sie nicht mehr als 1 Teelöffel rote Bohnenpaste und formen Sie die Paste mit der Hand zu einem Kreis. Legen Sie die Paste in die Vertiefung im Teig. Den Teig über die Paste falten und zu einer Kugel zurückrollen. Fahren Sie mit dem Rest des Teigs fort.

Streuen Sie die Sesamkörner auf ein Blatt Wachspapier. Rollen Sie die Kugeln in die Samen.

Erhitzen Sie in einem Wok oder einem großen Topf 6 Tassen Öl auf zwischen 330 und 350 ° F. Frittieren Sie die Sesamkugeln nacheinander und drücken Sie sie vorsichtig gegen die Seiten des Woks, wenn sie nach oben schweben. Die Sesamkugeln werden gekocht, wenn sie sich auf etwa das Dreifache ihrer Größe ausdehnen und goldbraun werden. Auf Papiertüchern abtropfen lassen. Warm servieren.

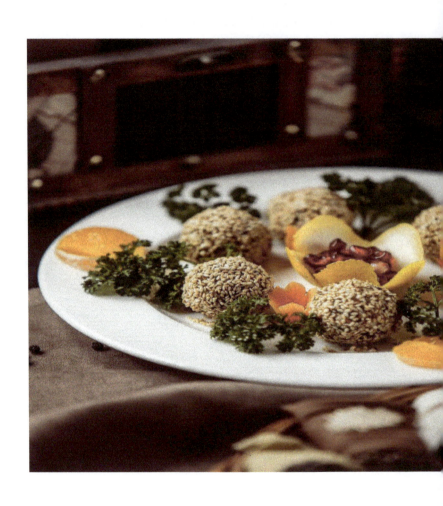

44. Bowties für Kinder

- 1 Packung Eierbrötchenverpackungen
- 2 Esslöffel Honig
- ½ Tasse Wasser
- Öl zum Frittieren

Schneiden Sie jede Hülle senkrecht in 4 gleiche Stücke. Schneiden Sie einen ¾-Zoll-Schlitz in die Mitte jedes Stücks.

Legen Sie ein Stück auf das andere und machen Sie einen Knoten wie eine Fliege: Falten Sie das Oberteil und fädeln Sie die 2 Stücke durch den Schlitz. Umdrehen, den Boden falten und in die andere Richtung fädeln. Spreizen Sie die gefalteten Enden leicht aus, um sicherzustellen, dass die gesamte Oberfläche frittiert ist.

Erhitzen Sie 1½ Zoll Öl in einer schweren Pfanne. Frittieren Sie einige der Bowties gleichzeitig, bis sie goldbraun sind, und drehen Sie sie einmal um. Mit einem geschlitzten Löffel aus der Pfanne nehmen und auf Papiertüchern abtropfen lassen.

Wenn alle Bowties frittiert sind, bringen Sie den braunen weißen Honig und das Wasser in einem mittelgroßen Topf zum Kochen. 5 Minuten kochen lassen, dabei bei schwacher Hitze ständig umrühren. Tauchen Sie jede der Bowties in den kochenden Sirup, lassen Sie sie abtropfen und legen Sie sie zum Aushärten beiseite. Kalt servieren

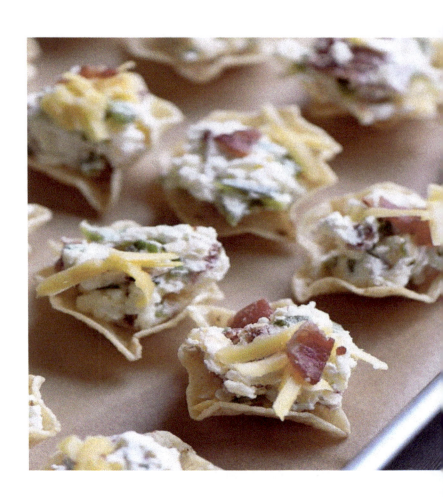

CHINESISCHE NUDELN & KONJAC-REIS

45. Keto Sesam Nudeln

- 1/2 Pfund chinesische Nudeln; oder 1/2 lb. Linguine
- 2 Teelöffel Sesamöl
- 1/2 Tasse Sesampaste (Tehini)
- 1/2 Tasse Hühnerbrühe
- 1/2 Teelöffel Salz
- 1/2 Teelöffel frisch gemahlener Pfeffer
- Teelöffel Frisch geriebener Ingwer
- 1/2 Teelöffel frisch gehackter Knoblauch
- 2 Teelöffel Reichhaltiger Weinessig
- 1/2 Tasse frische Sojabohnensprossen
- 1/4 Tasse Fein gehackte Gurke
- 1 Esslöffel gehackter Schnittlauch

Nudeln al dente kochen. In kaltem Wasser abspülen, gut abtropfen lassen und mit Sesamöl vermengen. In einer anderen Schüssel Sesampaste, Hühnerbrühe, Salz, Pfeffer, Ingwer, Knoblauch und Essig mit einem Schneebesen mischen. Hinzufügen

Nudeln (einmal abgekühlt) und Sojasprossen zu der obigen Mischung und gut mischen. Geschmack. Passen Sie die Gewürze an, falls gewünscht.

Legen Sie die Nudeln in eine Glasschüssel, bedecken Sie sie mit Plastikfolie und kühlen Sie sie zwei Stunden lang. Aus dem Kühlschrank nehmen, auf kleine Teller teilen, mit Gurke und Schnittlauch belegen. Ergibt vier kleine Portionen

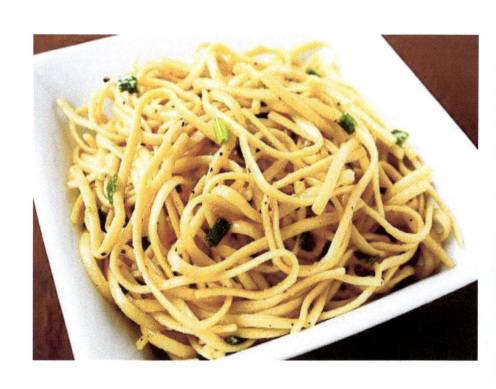

46. Scharfe, saure und würzige Konjac-Reisnudeln

- ¼ Pfund Konjac Reisstäbchen Nudeln
- ¼ Tasse dunkle Sojasauce
-
- ¼ Teelöffel Hot Chili Oil (Seite 23)
- ¼ Teelöffel Szechwan Salz-Pfeffer-Mix (Seite 20)
- ¼ Teelöffel Chilipaste
- 1 Teelöffel schwarzer Reisessig
- ½ Tasse Wasser
- 1½ Esslöffel Öl zum Braten
- ¼ Tasse gehackte Zwiebel

Die Konjac-Reisnudeln 15 Minuten lang oder bis sie weich sind in heißem Wasser einweichen. Gründlich abtropfen lassen.

Kombinieren Sie die dunkle Sojasauce, Hot Chili Oil, Szechwan Salz- und Pfeffermischung, Chilipaste, schwarzen Reisessig und Wasser; beiseite legen.

Öl in einen vorgeheizten Wok oder eine Pfanne geben. Wenn das Öl heiß ist, fügen Sie die gehackte Zwiebel hinzu. Rühren braten, bis es weich und durchscheinend ist.

Fügen Sie die Konjac-Reisnudeln hinzu und braten Sie sie 2-3 Minuten lang an. Fügen Sie die Sauce in der Mitte des Woks hinzu. Mit den Nudeln mischen und unter Rühren braten, bis die Nudeln die gesamte Sauce aufgenommen haben.

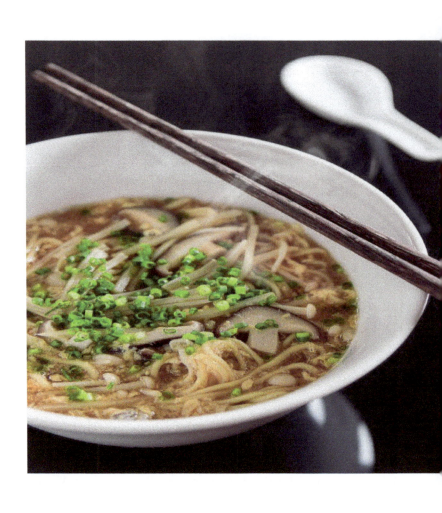

47. Beef Chow Spaß

- 4 Unzen breite Konjac Reisnudeln
- 1 Tasse Mungobohnensprossen
- ½ Tasse Hühnerbrühe oder Brühe
- 1 Teelöffel Sojasauce
- 2 Esslöffel Öl zum Braten
- 1 Tasse gekochtes Rindfleisch, zerkleinert
- ¼ Teelöffel Chilipaste

Die Konjac-Reisnudeln zum Erweichen mindestens 15 Minuten in heißem Wasser einweichen. Gut abtropfen lassen. Blanchieren Sie die Mungobohnensprossen, indem Sie sie kurz in kochendes Wasser tauchen. Gut abtropfen lassen.

Kombinieren Sie die Hühnerbrühe und Sojasauce. Beiseite legen.

Öl in einen vorgeheizten Wok oder eine Pfanne geben. Wenn das Öl heiß ist, fügen Sie die Nudeln hinzu. Kurz anbraten und dann die Sauce hinzufügen. Mit den Nudeln mischen und das zerkleinerte Rindfleisch hinzufügen. Chilipaste einrühren. Fügen Sie die Mungobohnensprossen hinzu. Durchmischen und heiß servieren.

Serviert 4

Gegrilltes Schweinefleisch passt auch gut zu diesem Gericht. Für ein interessantes Nebeneinander von Farbe und Textur mit geschmortem Baby Bok Choy servieren

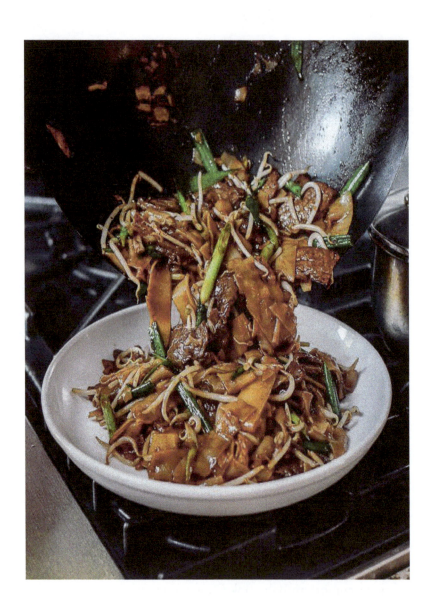

48. Keto-Nudel-Pfannkuchen

- 8 Unzen gedämpfte Eiernudeln
- 2 Teelöffel Sesamöl
- 5 Esslöffel Öl

Kochen Sie die Nudeln, bis sie zart sind. Gründlich abtropfen lassen und mit dem Sesamöl vermengen.

3 Esslöffel Öl in einen vorgeheizten Wok oder eine Pfanne geben. Wenn das Öl heiß ist, fügen Sie Nudeln hinzu. Drücken Sie mit einem Spatel auf die Nudeln und formen Sie eine Pfannkuchenform. Kochen, bis sich am Boden eine dünne braune Kruste bildet - dies dauert mindestens 5 Minuten. Schieben Sie den Pfannkuchen aus der Pfanne auf einen Teller.

2 Esslöffel Öl in den Wok geben. Drehen Sie den Nudelpfannkuchen um, legen Sie ihn wieder in den Wok und kochen Sie, bis die andere Seite braun ist. Aus dem Wok nehmen. Zum Servieren in Viertel schneiden

Serviert 4

Nudelpfannkuchen ist eine schöne Alternative zu Konjac-Reis in Pfannengerichten und schmeckt hervorragend zu jeder Egg Foo Yung-Sauce

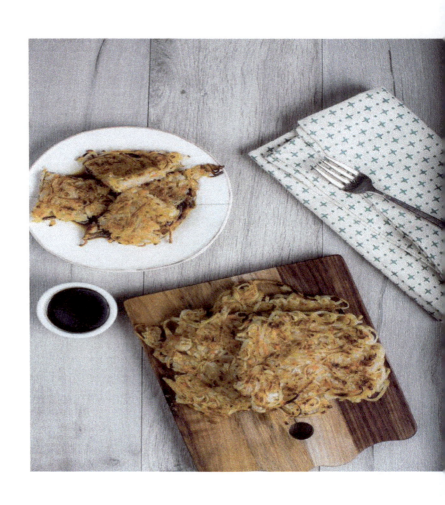

49. Dan Dan Nudeln

- 8 Unzen frische Eiernudeln
- 2 Teelöffel plus 1 Esslöffel Sesamöl, geteilt
- 3 Esslöffel Erdnussbutter
- 2 Esslöffel dunkle Sojasauce
- 1 Esslöffel leichte Sojasauce
- 3 Esslöffel Reisessig
- 1 Esslöffel Hot Chili Oil (Seite 23)
- 1½ Esslöffel geröstete Sesamkörner
- 3 Frühlingszwiebeln, in 1-Zoll-Stücke geschnitten

Serviert 4

Ein milder, gesüßter Reisessig passt sehr gut zu diesem Rezept. Wenn Sie ein Gemüse hinzufügen möchten, probieren Sie 1 Tasse blanchierte Sojasprossen.

Bringen Sie einen Topf Wasser zum Kochen und kochen Sie die Nudeln al dente. Gründlich abtropfen lassen und mit 2 Teelöffeln Sesamöl vermengen. Cool.

Kombinieren Sie die Erdnussbutter, dunkle Sojasauce, helle Sojasauce, Reisessig, 1 Esslöffel Sesamöl und Hot Chili Oil. In einem Mixer oder einer Küchenmaschine verarbeiten.

Mischen Sie die Sauce mit den Nudeln. Die gerösteten Sesamkörner darüber streuen. Mit der Frühlingszwiebel garnieren.

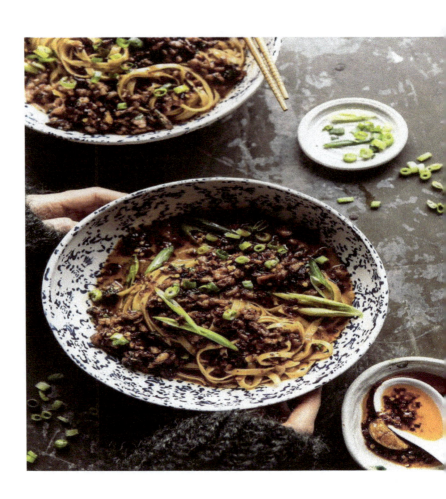

50. Yangchow Keto Gebratener Konjakreis oder Blumenkohlreis

- 2 große Eier
- 2 Esslöffel Austernsauce, geteilt
- Salz und Pfeffer nach Geschmack
- 4 Tassen kalt gekochter Konjakreis oder Blumenkohlreis
- 1 Frühlingszwiebel
- 6 Esslöffel Öl zum Braten
- ¼ Pfund (4 Unzen) frische Garnelen, geschält und entdarmt
- ½ Tasse Babykarotten, halbiert
- ½ Tasse Erbsen
- 1 Tasse gegrilltes Schweinefleisch, gewürfelt

Eier leicht schlagen. 1 Esslöffel Austernsauce und eine kleine Menge Salz und Pfeffer nach Geschmack einrühren. Mischen Sie das Ei mit dem Konjac-Reis oder Blumenkohlreis und rühren Sie um, um die Körner zu trennen.

Schneiden Sie die Frühlingszwiebel in 1-Zoll-Stücke auf der Diagonale.

2 Esslöffel Öl in einen vorgeheizten Wok oder eine schwere Pfanne geben. Wenn das Öl heiß ist, fügen Sie die Garnelen hinzu. Kurz anbraten, bis sie rosa werden. Papierhandtücher entfernen und abtropfen lassen.

Wok reinigen und 2 Esslöffel Öl hinzufügen. Wenn das Öl heiß ist, fügen Sie die Babykarotten hinzu. 1 Minute braten, dann die Erbsen hinzufügen. Rühren braten, bis die Erbsen hellgrün sind. Entfernen.

Wischen Sie den Wok sauber und fügen Sie 2 Esslöffel Öl hinzu. Wenn das Öl heiß ist, fügen Sie die Konjac-Reis-Ei-Mischung hinzu. 2–3 Minuten braten, dann 1 Esslöffel Austernsauce hinzufügen. Fügen Sie das gegrillte Schweinefleisch und die Garnelen hinzu. Fügen Sie das Gemüse hinzu. Frühlingszwiebeln einrühren und heiß servieren.

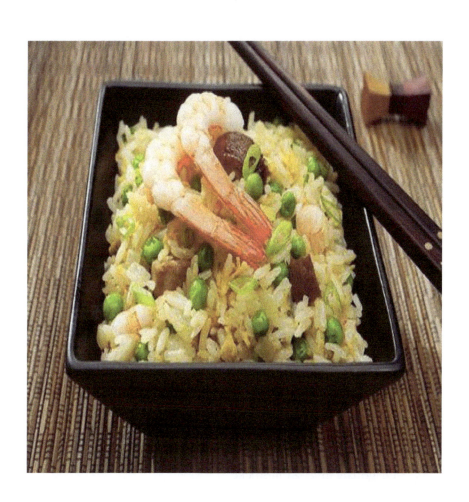

51. Konjac Reis und Wurst Abendessen

- 4 chinesische Würste
- 1 Tasse Babykarotten
- 4 getrocknete Pilze
- 2 Frühlingszwiebeln
- ¾ Tasse Rinderbrühe
- 2 Teelöffel Hoisinsauce
- 3 Esslöffel Öl zum Braten
- 1 Teelöffel gehackte Schalotte
- 3 Tassen gekochter Langkorn-Konjak- oder Blumenkohlreis
- Schneiden Sie die chinesische Wurst in mundgerechte Stücke.

Blanchieren Sie die Babykarotten, indem Sie sie kurz in kochendes Wasser tauchen. In Hälften schneiden. Die getrockneten Pilze mindestens 20 Minuten in heißem Wasser einweichen, um sie zu erweichen. In dünne Scheiben schneiden. Schneiden Sie die Frühlingszwiebeln auf der Diagonale in ½-Zoll-Stücke.

Kombinieren Sie die Rinderbrühe, Hoisinsauce; beiseite legen.

2 Esslöffel Öl in einen vorgeheizten Wok oder eine Pfanne geben. Wenn das Öl heiß ist, fügen Sie die Würste hinzu. 2–3 Minuten braten und aus dem Wok nehmen.

1 Esslöffel Öl in den Wok geben. Wenn das Öl heiß ist, fügen Sie die Schalotte hinzu und braten Sie sie kurz an, bis sie aromatisch ist. Fügen Sie die Karotten hinzu, braten Sie sie etwa 1 Minute lang an und fügen Sie die Pilze hinzu. Machen

Sie einen Brunnen in der Mitte des Woks. Die Sauce in die Mitte geben und zum Kochen bringen. Gekochten Konjac- oder Blumenkohlreis untermischen. Die Würste wieder in den Wok geben. Frühlingszwiebeln einrühren. Alles durchmischen und heiß servieren.

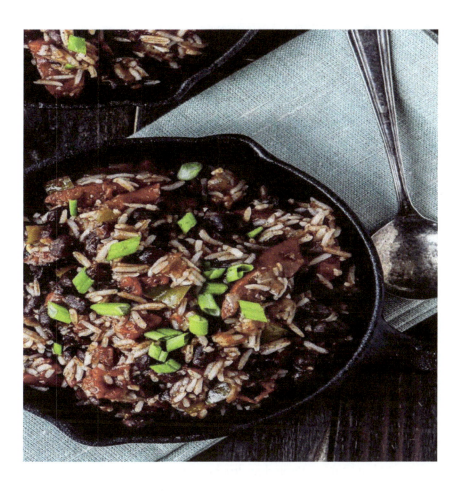

52. Austernsauce Schweinefleisch mit Zellophan-Nudeln

- 1 Pfund Schweinefleisch
- 1 Frühlingszwiebel, in Drittel geschnitten
- 3 Esslöffel Sojasauce, geteilt
- 2 Stangen Sellerie
- 2 Esslöffel Austernsauce
- ¼ Teelöffel chinesischer Reiswein oder trockener Sherry
- ½ Tasse Hühnerbrühe
- 1 2-Unzen-Packung Cellophan-Nudeln
- 4 Tassen Öl zum Braten

Das Schweinefleisch in Würfel schneiden. Das Schweinefleisch 30 Minuten in 1 Esslöffel Sojasauce und Frühlingszwiebeln marinieren.

Blanchieren Sie den Sellerie, indem Sie ihn kurz in kochendes Wasser tauchen. Gut abtropfen lassen. Entlang der Diagonale in dünne Scheiben schneiden.

Kombinieren Sie die Austernsauce, 2 Esslöffel Sojasauce, Konjac Reiswein und Hühnerbrühe. Beiseite legen.

4 Tassen Öl in einen vorgeheizten Wok geben und auf mindestens 350 ° F erhitzen. Entfernen Sie während des Erhitzens des Öls die Schnurverpackungen von den Zellophan-Nudeln. Wenn das Öl heiß ist, fügen Sie die Nudeln hinzu. Frittieren Sie kurz, bis es aufbläht und ein „Nest" bildet. Papierhandtücher entfernen und abtropfen lassen. Belassen oder in einzelne Portionen schneiden.

Lassen Sie alle bis auf 2 Esslöffel Öl aus dem Wok ab. Fügen Sie das Schweinefleisch hinzu und braten Sie es an, bis es seine Farbe ändert und fast durchgekocht ist. Papierhandtücher entfernen und abtropfen lassen.

Fügen Sie den Sellerie hinzu und braten Sie ihn an, bis er glänzend und zart wird. Die Sauce in die Mitte des Woks geben und zum Kochen bringen. Fügen Sie das Schweinefleisch hinzu. Alles durchmischen. Über den Nudeln servieren.

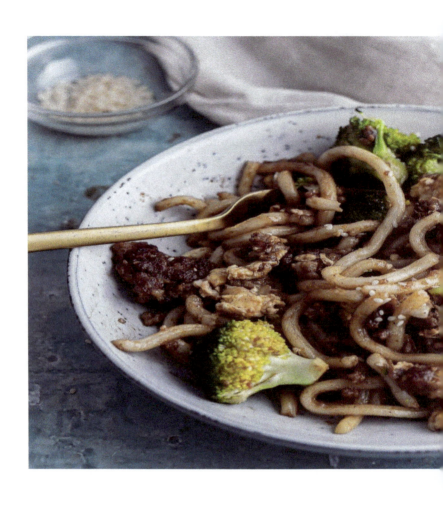

CHINESISCHER KETOSALAT

53. Chinesischer Kürbissalat

- 4 Squash
- 2 Eier
- 3 Esslöffel Mayonnaise
- 1½ Esslöffel Sojasauce
- 1½ Teelöffel gehackte Korianderblätter
- ¾ Teelöffel scharfe Senfsauce (Seite 18)
- ¼ Teelöffel plus ein paar Tropfen Sesamöl
- 1 Tasse geschredderter Napa-Kohl
- ⅓ Tasse gehackte rote Zwiebel

Kochen Sie den Kürbis und kochen Sie die Eier hart. Den Kürbis abtropfen lassen, schälen und in mundgerechte Quadrate schneiden. Die hart gekochten Eier in Scheiben schneiden.

Mayonnaise, Sojasauce, Korianderblätter und scharfe Senfsauce mischen. Sesamöl einrühren.

Mischen Sie den Kürbis, die Eier, den zerkleinerten Kohl und die gehackten roten Zwiebeln in einer großen Schüssel. Mayonnaise-Sauce untermischen. Bis zum Servieren in einem verschlossenen Behälter im Kühlschrank aufbewahren.

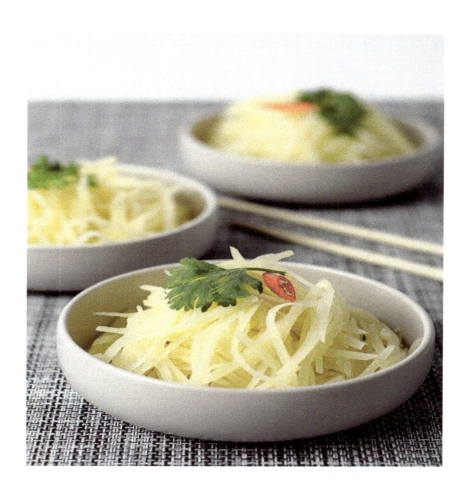

54. Gado Gado-Salat nach chinesischer Art

- Erdnusssauce (Seite 20)
- 2 roter Kürbis
- 2 hart gekochte Eier
- ½ englische Gurke
- ½ Tasse Erbsen
- ½ Tasse Blumenkohl
- ½ Tasse Spinatblätter
- ½ Tasse Karotten, gehackt
- ½ Tasse Mungobohnensprossen

Kochen Sie den Kürbis mit der Schale und schneiden Sie ihn in Scheiben. Die Eier kochen und in dünne Scheiben schneiden. Die Gurke schälen und in dünne Scheiben schneiden. Schnüren Sie die Schneeerbsen. Den Blumenkohl hacken.

Schneeerbsen, Spinatblätter, Karotten und Sojasprossen blanchieren.

Ordnen Sie das Gemüse auf einer Platte von außen nach innen an. Sie können das Gemüse in beliebiger Reihenfolge anordnen, aber die gekochten Eischeiben sollten darauf gelegt werden.

Gießen Sie die Erdnusssauce über den Salat. Sofort servieren.

Serviert 6

Dies ist ein ausgezeichnetes Gericht, das an Sommertagen serviert werden kann, wenn Sie etwas Wesentlicheres als Hühnerflügel oder Kürbissalat wünschen.

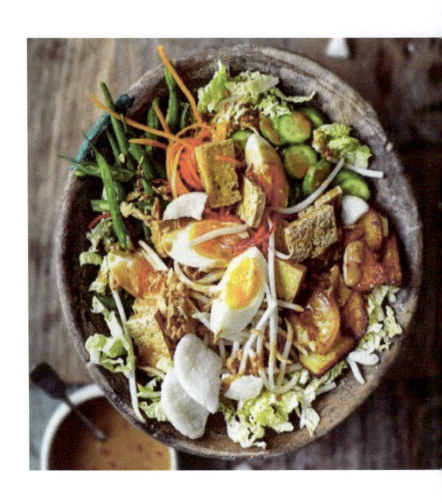

55. Gedämpfter Rindfleischsalat

- Würziges gedämpftes Rindfleisch (Seite 124)
- 1 Bund Römersalatblätter
- 1 Karotte, zerkleinert
- 1 Tasse rohe Kirschtomaten, halbiert
- 2 Esslöffel roter Reisessig
- 2 Teelöffel Sojasauce
-
- Ein paar Tropfen Sesamöl

Bereiten Sie das gedämpfte Rindfleisch vor. Legen Sie das gekochte Rindfleisch in einen verschlossenen Behälter im Kühlschrank und lassen Sie es über Nacht stehen.

Legen Sie das Gemüse in eine mittelgroße Schüssel und werfen Sie es mit rotem Reisessig, Sojasauce und Sesamöl.

Servieren Sie das gedämpfte Rindfleisch auf einem Teller mit dem darauf angeordneten Salat.

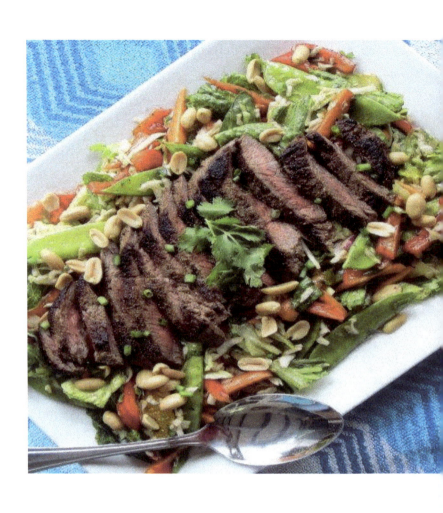

56. Szechuan Keto-freundlicher Nudelsalat

- 2 Packungen keto-freundliche Pasta
- 1/2 Pfund Türkei
- 2 rote Paprika
- 2 mittelgroße Karotten
- 1 Dose Wasserkastanien
- 6 Frühlingszwiebeln
- 1 Tasse Miniatur Maiskolben
- 1/4 lb. Erbsen
- 1 Bund Koriander
- 4 Esslöffel geröstete Sesamkörner

DRESSING:

- 2 Tassen Mayonaise
- 3/4 Tasse Sojasauce
- 2 Esslöffel heißes Szechwan-Öl
- 1/4 Tasse Sesamöl
- 1 Esslöffel Dijon-Senf
- 2 Knoblauchzehen

Kochen Sie keto-freundliche Pasta al dente.

Truthahn, Paprika und geschälte Karotten würfeln.

Wasserkastanien abtropfen lassen und in Scheiben schneiden.

Entfernen Sie die Stängel vom Koriander und verwenden Sie die Blätter nur wenig für die Beilage.

Frühlingszwiebeln hacken. Die Cobletts in Scheiben schneiden. Schneiden Sie die Erbsen diagonal in dünne Streifen.

Toasten Sie die Sesamkörner und reservieren Sie 1 EL. zum garnieren.

Zutaten zusammen werfen. Kombinieren Sie alle Zutaten für das Dressing in der Küchenmaschine. Zum Salat hinzufügen und werfen.

Mit gerösteten Sesamkörnern und Koriander garnieren

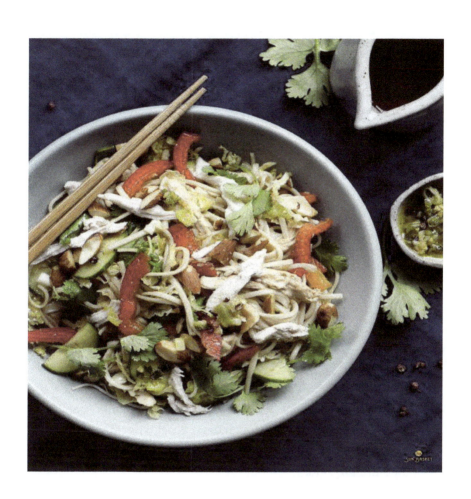

57. Sojabohnensprossensalat

- Esslöffel Sesam
- 1 Pfund frische Sojabohnensprossen gründlich gewaschen
- Knoblauchzehen geschält und gehackt
- 2 md Frühlingszwiebeln - geschnitten und gehackt
- 1 "Würfel Ingwer geschält und gehackt
- Esslöffel orientalisches Sesamöl 1/3 Tasse Sojasauce
- 2 Esslöffel Apfelessig
- 1 Esslöffel Mirin (süßer Konjac-Reiswein)
- 1 Teelöffel Würziges Sesamöl

Für 4 bis 6 Portionen Frische Sojasprossen sind ein Muss für dieses Rezept aus der chinesischen Provinz Hunan. Die Dosenvariante hat nicht die erforderliche Knusprigkeit. Behalten Sie die gerösteten Sesamkörner im Auge, damit sie nicht verbrennen.

Ofen vorheizen auf 300F. Toasten Sie die Sesamkörner, indem Sie sie auf dem Boden einer Kuchenform verteilen. 12 bis 16 Minuten unter häufigem Rühren rösten, bis sie goldbraun sind.

Die Samen können im Voraus geröstet und in einem luftdichten Behälter aufbewahrt werden.

Legen Sie die Sojasprossen in eine große hitzebeständige Schüssel und legen Sie sie beiseite. In einer mittelgroßen Pfanne bei mäßig schwacher Hitze Knoblauch,

Frühlingszwiebeln und Ingwer 2 bis 3 Minuten im Öl anbraten, bis sie schlaff sind.

Fügen Sie alle restlichen Zutaten hinzu, erhöhen Sie die Hitze auf mäßig und kochen Sie die Mischung unbedeckt 1 Minute lang, um die Flüssigkeit leicht zu reduzieren. Gießen Sie das kochende Dressing über die Sojasprossen, werfen Sie es gut um, decken Sie die Schüssel ab und kühlen Sie den Salat einige Stunden lang. Vor dem Servieren nochmals umdrehen.

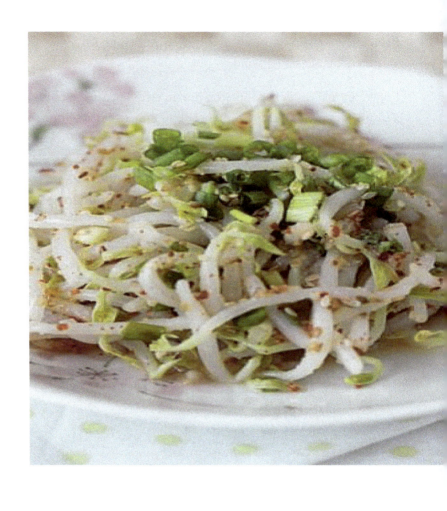

58. Chinesischer Keto-Kürbissalat

- 5-6 mittlerer Kürbis (ungefähr 2 1/2 Pfund) 4 Scheiben Speck, gut gekocht und zerbröckelt 3/4 Tasse gehackter Bok Choy
- 1 roter Pfeffer, gewürfelt
- 1/2 Tasse gehackte Frühlingszwiebeln 1/4 Tasse gehackter Koriander

Soße

- 1 1/3 Tasse Mayonnaise
- 1 EL Sojasauce
- 1-2 TL Sesamöl
- 1/8-1/4 TL heißes Senfpulver 1/8 TL Salz

Kochen Sie den Kürbis, bis er gekocht, aber immer noch fest ist. In Stücke von Kürbissalatgröße schneiden. Mischen Sie die Zutaten für die Sauce mit mehr oder weniger Sesamöl und heißem Senf je nach Geschmack (je mehr desto besser, bis zu einem gewissen Punkt ...). Alle festen Zutaten in eine große Schüssel geben und die Sauce hinzufügen. Mischen und servieren.

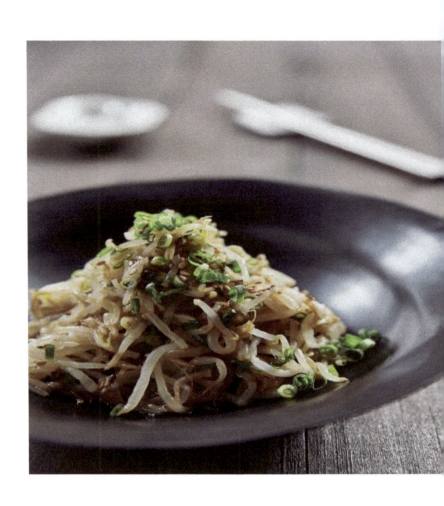

59. Asiatischer Gurkensalat

- 3/4 große Gurke
- 1 Packung Shiritaki-Nudeln
- 2 EL. Kokosnussöl
- 1 mittlere Frühlingszwiebel
- 1/4 TL. Rote Pfefferflocken
- 1 EL. Sesamöl
- 1 EL. Reisessig
- 1 Teelöffel. Sesamsamen
- Salz und Pfeffer nach Geschmack

a) Nehmen Sie die Shiritaki-Nudeln aus der Verpackung und steigen Sie sie vollständig ab. Dies kann einige Minuten dauern, aber stellen Sie sicher, dass das gesamte zusätzliche Wasser, das in der Verpackung enthalten ist, abgewaschen wird.
b) Legen Sie die Nudeln auf ein Küchentuch und trocknen Sie sie gründlich ab.
c) Bringen Sie 2 EL. Kokosöl bei mittlerer bis hoher Hitze in einer Pfanne.
d) Sobald das Öl heiß ist, fügen Sie Nudeln hinzu und decken Sie es ab (es spritzt). Lassen Sie diese braten für
e) 5-7 Minuten oder bis knusprig und gebräunt.
f) Nehmen Sie die Shiritaki-Nudeln aus der Pfanne und legen Sie sie zum Abkühlen und Trocknen auf Papiertücher.
g) Gurke in dünne Scheiben schneiden und im gewünschten Design auf einem Teller anordnen.

h) Fügen Sie 1 mittlere Frühlingszwiebel, 1/4 TL hinzu. Rote Pfefferflocken, 1 EL. Sesamöl, 1 EL. Reisessig, 1 TL. Sesam und Salz und Pfeffer nach Geschmack. Sie können das Kokosöl auch aus der Pfanne gießen, in der Sie die Nudeln gebraten haben.

i) Dadurch wird eine salzige Komponente hinzugefügt. Denken Sie also daran. Lagern Sie diese vor dem Servieren mindestens 30 Minuten im Kühlschrank

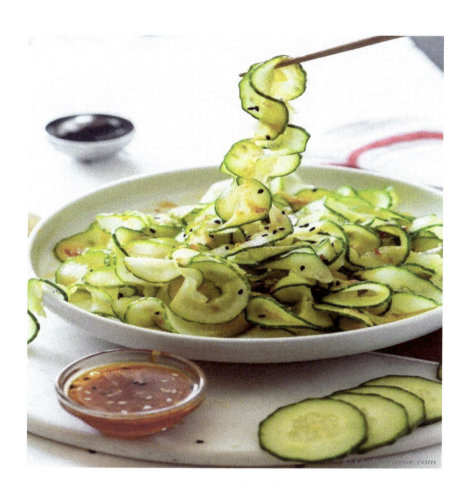

60. Steaksalat mit asiatischem Gewürz

Zutaten

- 2 Esslöffel Sriracha-Sauce
- 1 Esslöffel Knoblauch, gehackt
- 1 Esslöffel Ingwer, frisch, gerieben
- 1 Paprika, gelb, in dünne Streifen schneiden
- 1 Paprika, rot, in dünne Streifen schneiden
- 1 Esslöffel Sesamöl, Knoblauch
- 1 Splenda-Paket
- ½ Esslöffel Currypulver
- ½ Esslöffel Reisweinessig
- 8 Unzen. Rinderfilet in Streifen schneiden
- 2 Tassen Babyspinat, gestielt
- ½ Kopf Butter Salat, zerrissen oder in mundgerechte Stücke geschnitten

Richtungen

Knoblauch, Sriracha-Sauce, 1 Esslöffel Sesamöl, Reisweinessig und Splenda in eine Schüssel geben und gut vermischen. Gießen Sie die Hälfte dieser Mischung in einen Zip-Lock-Beutel. Fügen Sie das Steak zur Marinade hinzu, während Sie den Salat zubereiten.

Stellen Sie den bunten Salat zusammen, indem Sie ihn in zwei Schalen schichten. Legen Sie den Babyspinat in den Boden der Schüssel. Legen Sie den Buttersalat als nächstes. Die beiden Paprikaschoten mischen und darauf legen. Nehmen Sie das Steak aus der Marinade und werfen Sie die Flüssigkeit und den Beutel weg.

Erhitzen Sie das Sesamöl und rühren Sie das Steak schnell um, bis der gewünschte Gargrad erreicht ist. Es sollte ungefähr 3 Minuten dauern. Legen Sie das Steak auf den Salat.

Mit dem restlichen Dressing (eine weitere Hälfte der Marinadenmischung) beträufeln. Sriracha-Sauce über den Salat streuen.

Kombinieren Sie die Salatzutaten und legen Sie sie in einen Zip-Lock-Beutel im Kühlschrank. Die Marinade mischen und in 2 Zip-Lock-Beutel halbieren. Legen Sie die Sriracha-Sauce in einen kleinen verschlossenen Behälter. Das Steak in Scheiben schneiden und mit der Marinade in einem Zip-Lock-Beutel einfrieren. Mischen Sie zur Zubereitung die Zutaten wie in den Anweisungen beschrieben. Rühren Sie das marinierte Rindfleisch 4 Minuten lang an, um zu berücksichtigen, dass das Rindfleisch gefroren ist.

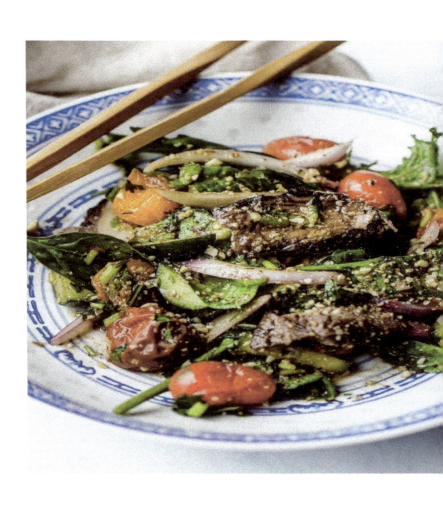

FAZIT

Während es schwierig ist, chinesischen Lebensmitteln feste Kohlenhydratzahlen zu geben, da ihre Zubereitungen zwischen den Restaurants variieren, ist es am besten, diese Gerichte zu Hause zuzubereiten, um mehr Kontrolle über die verwendeten Zutaten und die endgültige Kohlenhydratzahl zu erhalten.

Beim Navigieren in einem Menü in einem chinesischen Restaurant ist zu beachten, dass viele Saucen in einem chinesischen Restaurant Zucker enthalten. Sie können nach gedämpften Versionen einiger Gerichte fragen und dann Sojasauce hinzufügen, die den Richtlinien einer gut formulierten ketogenen Diät entspricht. Besonders der gedämpfte asiatische Brokkoli oder Senf ist eine gute Wahl. Für Eiweiß sind Schweinebraten, Entenbraten und Schweinebauch mit knuspriger Haut eine gute Wahl. Für Fett können Sie eine kleine Flasche Olivenöl von zu Hause mitbringen und Ihrem Gemüse einen oder zwei Esslöffel hinzufügen.

Lightning Source UK Ltd.
Milton Keynes UK
UKHW020743030621
384855UK00001B/246